U0303450

理智与疯狂

神经疾病如何改变
我们的大脑与生活

［美］莎拉·曼宁·佩斯金（Sara Manning Peskin） 著

伍拾一 译

A Molecule
Away From Madness

Tales of the Hijacked Brain

中信出版集团 | 北京

图书在版编目（CIP）数据

理智与疯狂：神经疾病如何改变我们的大脑与生活 /
（美）莎拉·曼宁·佩斯金著；伍拾一译 . -- 北京：中
信出版社 , 2025. 3. -- ISBN 978-7-5217-7218-0

Ⅰ. R74

中国国家版本馆 CIP 数据核字第 2024CC7247 号

理智与疯狂：神经疾病如何改变我们的大脑与生活

著者： 　[美]莎拉·曼宁·佩斯金

译者： 　伍拾一

出版发行：中信出版集团股份有限公司

　　　　　（北京市朝阳区东三环北路 27 号嘉铭中心　邮编　100020）

承印者：　北京通州皇家印刷厂

开本：880mm×1230mm　1/32　　　印张：6.75　　　　字数：142 千字

版次：2025 年 3 月第 1 版　　　　　印次：2025 年 3 月第 1 次印刷

京权图字：01-2024-6146　　　　　　书号：ISBN 978-7-5217-7218-0

定价：68.00 元

致教会我讲故事的杰里米，
致我们的忠实读者小洁和奥利弗。

目 录

前　言

　　你的诞生，始于一个蝌蚪状的细胞找到人类卵子的乳白边缘并钻了进去。受精卵，也就是胚胎，着床后分裂为两个细胞。就这样二生四、四生八……直到造就奇迹：细胞变得彼此不同，开始扮演不同的角色。

　　一些细胞被运送到前线，变成皮肤。一些细胞开始制造让你感到困倦、饥饿或紧张的激素。还有一些细胞变成了可以控制骨骼生长的肌肉细胞。

　　这时，决定你的个性、使你与众不同的器官还只是一层产生于胚胎、铅笔尖大小的细胞。在早期发育的短短几天里，这层细胞将卷成一个长筒的形状，一端延展形成你的脊髓，另一端成长为你今天用来阅读这本书的大脑。

　　就在你的眼睛上方，发育出了帮助你控制冲动的神经元。大脑两侧的神经元学会了理解语言和音乐。近头顶处的神经元变成了算术和判断的专家。在它下面，还有一组神经元负责整理眼球后部发出的视觉信息。

瞧！你拥有了人类所知的最复杂的机器。你的大脑包含超过860亿个神经元，超过地球上任何其他动物的大脑[1]。它的大小在灵长类动物中独占鳌头，存储的数据比最先进的智能手机还多。人类大脑的结构非常复杂，所以要到我们25岁左右才能发育完全。

然而——

人类大脑有一个致命的弱点。维持大脑运行的分子也能改变我们的人格、破坏我们的思考能力。我们的性格、记忆和与现实的关系都可能被那些比我们的大脑小无数倍的分子破坏。几千年来，游击战的故事一直让人类着迷，但很少有人意识到，我们的大脑每天都在打游击战。我们永远活在危险的边缘，时刻与能摧毁我们思想的分子斗争。

"分子"是一个令人生畏但意思简单的词语：原子结合在一起就是分子。你可能对原子很熟悉，比如氧原子、碳原子和氢原子。当原子结合在一起时，我们就将其形成的结构称为分子。

一个水分子中含有两个氢原子和一个氧原子，因此被称为H_2O。硫胺素——本书中另一个重要的分子——也是由氢原子和氧原子组成的，但还含有碳原子和氮原子。DNA（脱氧核糖核酸）是一个巨大的线状分子，由与硫胺素相同的原子加磷原子组成。

所有这些分子都很小，你无法用传统的显微镜看到它们。一杯水含有$1\,000^8$个水分子，超过世界人口的1万亿倍。一粒沙子所含的分子数量比地球上所有昆虫的数量还多。即使人体内最大的分子，也就是 DNA，也小到不可思议，科学家只有使用专门的显微镜才能观察到它们的结构，而且直到 2012 年才做到这一点[2]。

但分子的大小与它们对大脑的影响无关。本书描述的正是这些分子里的"恶棍"，它们比大脑小无数倍，却能灵活地"劫持"大脑的功能。科学家已经写了许多关于这些分子的书，但我更喜欢把它们想象成突变体、叛逆体、入侵体和逃逸体。

突变体是改变了序列的 DNA。如果你把 DNA 看作一个巨大的三维计算机代码，那突变体就是导致程序自毁的小漏洞。正如你将在本书前几章中所看到的那样，突变体会造成致命的遗传性认知障碍——多亏了在神经学领域的一些重要发现，我们现在基本上能摆脱这些障碍了。

叛逆体是畸变的蛋白质。在正常情况下，蛋白质是非常能干的分子，能够执行 DNA 发出的指令。如果我们仍旧把 DNA 想象成计算机代码，那么蛋白质就是赋予代码生命的人和基础设施，好比按照由算法决定的时间表操控火车的指挥员。但蛋白质也会背叛我们，瞄准我们的大脑，快速、猛烈地实施破坏。叛逆的蛋白质会让我们产生幻觉，突然爆发怒火，甚至陷入可怕的精神错乱——你将在本书的第二部分了解这些。

最后，还有一种小分子，它们比 DNA 和蛋白质小很多，能在不受欢迎的情况下入侵大脑，或者在被需要的时候逃之夭夭。回到火车的类比上来，你可以把这些小分子想象成拦在铁轨上的障碍物（入侵体）或者启动火车所需的燃料（逃逸体）。在本书的最后几章，你将发现这些微小的入侵体和逃逸体会使我们发怒，撒谎成性，并逐渐陷入一种潜在的、异常的混乱状态。

下文将探讨的反常现象不只是科学层面的特点和难题。本书中的故事讲述了当今认知神经学领域最前沿的基础发现。通过研究"劫持"大脑的分子，我们可以探寻未来治疗阿尔茨海默病等常见大脑疾病的方法。

癌症治疗在过去的 25 年里经历了一场革命，因为研究人员已经确定了肿瘤疾病的分子原因，并设计出了分子治疗方案。同样，分子神经学也是解决持续困扰人类大脑的常见认知疾病的"锦囊妙计"。研究人员解开了后文提到的谜团，为神经学走向肿瘤学奠定了基础。这些科学家和医生虽然有时很古怪，且经常受到批评，但正是他们对科学研究的不懈追求，才使认知神经学发展到今天的水平，并将在分子层面实现突破。

· · ·

我自己对分子的热爱始于大学时期。那时，我还在笨手笨脚地使用移液管和试管，试图了解细菌如何生成盔甲，使自己免受抗生素伤害。我在一个繁忙的实验室工作，那里放着成排的黑色台面研究桌。每个学生都被分配了一张木桌子，每张桌子上都摆满了科学论文、教科书和可降解咖啡杯。只有贴在软木板上的家庭照片才能让人想起外面的世界。

我们团队因对微观小世界的好奇而存在。在房间的一个角落，一位风趣的、来自皇后区的女士发现了特殊的分子是如何帮助细菌分裂成两半而不会造成爆炸的[3]；在另一个角落，一位羞涩而执着的女士在试管中再造了一个绚丽的分子复合体[4]；隔着几张桌子，一位来自新加坡的年轻父亲发现了细菌是如何制造一种分子，使它们对抗生素更有抵抗力的[5]。

后来我上了医学院，接受了神经学方面的培训，成了一名专门研究和治疗痴呆的医生，同时，我对阿尔茨海默病和其他类型的痴呆可以改变一个人的性格感到震惊和着迷。如今，我大部分时间都在看着我的患者慢慢消失，而他们的伴侣、孩子和父母只能痛苦地旁观。有些患者会看见不存在的人和动物，我和他们进行了交谈。他们在半夜醒来时会问自己的伴侣："为什么那个男人坐在我们的床尾？"或者"为什么那只兔子盯着你看？"我采访过一些夫妻，他们恩爱了几十年，但一方会因为患病而出轨或在公共场合裸露身体。很多时候，我只能带领他们走向虚无。

就像一艘慢慢下沉的船，有时患者的真实人格也会如泡泡般冒出水面，展现出对生活的渴望。一名看护曾描述说，患者在听到外孙（女）出生时充满喜悦，可转眼就忘记了这个与自己血脉相连的孩子。患者的伴侣也说，偶尔对方会突然给予自己理解和关怀——意想不到的转变，照顾者短暂地变成了被照顾者。然而最终，我的许多患者就这么走了，死于阿尔茨海默病和其他认知疾病，而这些疾病都是由我们尚不知道该如何战胜的破坏性分子引起的。

我每天都沉浸在令人伤心的现实细节中，但单分子在我目前工作中的重要性与我在基础科学实验室度过的时光一样深远。我的大多数患者之所以不能治愈，正是因为我们没有相应的分子疗法。在治疗最常见的认知疾病方面，我们取得的成绩还比不上 25 年前的癌症医生为患者所做的。

本书讲述了患者的故事，他们的生活被突变体、叛逆体、入侵体和逃逸体颠覆；本书也描绘了科学家和医生的成功与失败，他们致力于解开"劫持"大脑的分子的秘密。这些故事与混乱——性情大变、失忆、死亡，以及其间的痛苦与折磨——有关，阐明了神经学家已然了解、故事中的人开始了解的一件事：我们每个人与疯狂之间，只有一个分子的距离。

第一部分

DNA 突变体

DNA 在科学界被发现时并不出彩。

故事开始于一位近乎失聪的瑞士医生弗里德里克·米舍。19 世纪中期，他在意识到自己再也听不见患者的声音后，就一头扎进了实验室。米舍对研究无比狂热，据称他曾拿家里的瓷器当试验设备，还在结婚当天将新娘丢在圣坛边干等（她最后还是嫁给了他）。米舍沉迷于脓液的化学反应，他会从附近的医院收集用过的绷带，把上面的白色物质刮进烧杯里，这些烧杯堆满了实验室的各个角落。[1] 同时代的记录表明，他并不担心培养基的来源，只是抱怨说，尽管他做了最大努力，但还是无法获得更多、更新鲜的脓液。

在研究这些刺鼻的样本时，米舍意外地发现：除了科学家笔下提到的分子，脓液中的细胞还包含一种富含磷原子的线状物质。米舍此前对这样的东西一无所知。他不确定它在细胞里起什么作用。他立刻意识到，自己发现了新的东西，而事实也将证明他是对的。

1871 年，米舍在一份科学期刊上发表了关于这种奇怪物质的论文。这篇论文冗长而枯燥，长达 20 页，[2] 但是它不但没有赢得赞扬，反而很快招来了嘲笑。一些科学家认为，这种神秘分子只是米舍在试验中偶然引入的污染物。还有一些科学家怀疑这其中藏有阴谋，质疑他的科研诚信。即使那些认为试验安全可靠的人，也不相信他发现了具有遗传性的分子。当时，米舍本人认为这种分子的化学性质过于简单，不可能包含构成和运行地球上各种生物多样性的指令。

米舍发现的线状分离物质很快被命名为脱氧核糖核酸，简称 DNA，但很少有人认为它与遗传有关。[*] 因此，在接下来的80 年里，DNA 几乎被遗忘了。科学家把注意力集中在蛋白质上。蛋白质是一种具有多样性而且高效的分子，担负着维持细胞生命的重任。当时的研究人员认为，蛋白质这种能力惊人的分子，同时也应该是一种包含血统遗传特性的物质才合乎逻辑。科学家认为，蛋白质至关重要，其他的东西都是废物。

直到 1944 年，事情才有了转机，这多亏了奥斯瓦尔德·埃弗里医生。埃弗里是一位即将退休的加拿大细菌学家，他下巴尖、前额宽，看上去就像是头盖骨特意伸出来好容纳大脑似的。[3] 他衣着俭朴，在纽约市洛克菲里研究所中一个由厨房改造的、未经装修的实验室里工作。

和米舍一样，埃弗里也做过内科医生，但后来放弃了临床

---

[*]　"脱氧核糖核酸"指 DNA 的化学结构，它含有一个缺失了一个氧原子的核糖分子。"核"指细胞核，是 DNA 所在的地方。"酸"表明 DNA 呈弱酸性，意味着它在合成时倾向于释放氢。

医学——治疗那些因肺部疾病而窒息的患者让他感到很无力。他转向研究台，试图进一步了解一种叫肺炎球菌的细菌，这种细菌是最常见的病原菌之一。[4]

埃弗里的一位前辈已经发现肺炎球菌具有学习新技巧的非凡能力。在科学家手中，无害的细菌菌株只要和传染病菌的残骸混合，就能变得具有传染性。这就像吉米·亨德里克斯在已故音乐家的墓前转上几圈就能学会弹吉他一样。埃弗里意识到，这也类似于父母把一些特征遗传给孩子。

埃弗里希望弄清细菌是如何从环境中获得新特征的——它们如何从无害变为具有传染性。为了找到答案，他培养了两瓶细菌，一瓶是传染性肺炎球菌，另一瓶是非传染性肺炎球菌。起初，他重复前辈的工作，杀死传染性细菌，并证明其糊状残骸里的某些东西可以使非传染性细菌变得有传染性。然后，他开始使用排除法寻找造成这种现象的分子。

为了测试蛋白质的重要性，埃弗里在试验过程中添加了一种化学物质，这种物质可以破坏传染性细菌中的蛋白质。令他惊讶的是，这对试验结果几乎没有影响。无害的细菌依然会变得具有传染性。与主流的科学观念相反，蛋白质分子并不像想象中那样对遗传至关重要。

接着，埃弗里试着破坏了传染性细菌残骸里的DNA。仿佛装配线上少了一个部件似的，试验无法继续了。无害的细菌不再变得危险。是DNA而非蛋白质使细菌从环境中获得了新技能。这一试验首次说明，DNA才是人们长期寻找的、承载遗传特征的分子。在DNA被发现近一个世纪后，科学家终于认识到它就是使孩子与父母相似的分子。

我们现在知道，人们体内几乎每一个细胞都含有一个完整的 DNA——除了红细胞（成熟后无核）、精子和卵细胞（各有一半遗传信息）。但在几乎每一个细胞里，DNA 都被分成了 46 个被称为染色体的片段，每一个片段都包含数百万个核苷酸。

如果你把人类 DNA 的整个序列看作一本英文书，那么染色体就是章节，核苷酸就是字母。但和英文中的 26 个字母不同，人类 DNA 只含有 4 种核苷酸：腺嘌呤、胸腺嘧啶、鸟嘌呤和胞嘧啶。为方便起见，分别把它们缩写为 A、T、G 和 C。人类 DNA 只包含 4 种核苷酸，难怪米舍觉得 DNA 不可能是遗传分子。成分如此少的物质怎么能生成足够的编码信息，使地球上的人类、植物和动物呈现出多样性呢？

米舍不知道的是，人类每一个细胞中的 DNA 序列都有将近 30 亿个核苷酸那么长——科学家要再过一个世纪才会发现这一点。DNA 在细胞中并非紧密盘绕，而是首尾相连，如果伸展开，其长度是地球与太阳之间距离的数倍。人类的基因彼此不同，并不是因为我们的 DNA 具有许多不同的核苷酸，而是因为这些核苷酸首尾相连形成了一个非常庞大的密码，每个人的 DNA 序列都不同。

大多数情况下，DNA 突变不会产生有害影响。在 DNA 密码的同一个位置，你可能拥有一个 A 核苷酸，而你的邻居可能拥有一个 T 核苷酸，你们都不会因为这种差异而受到任何负面影响。因此，我们的 DNA 具有极大的弹性空间。我们可以承受数量惊人的突变而不受任何伤害。

但有时，对 DNA 中特别重要的部分而言，即使单个核苷酸发生突变也可能是致命的。对于那些在不知不觉中将这些危险突变遗传给下一代的家庭来说，DNA 将通过庞大的亲属网络不断叠加，造成的危害可能会延续几个世纪。DNA 给我们带来了巨大的力量，但也可能成为毁灭之源。

有害 DNA 突变能够任意破坏身体，但受影响最大的莫过于大脑。其他器官里的 DNA 突变可能会导致我们疼痛、外形损伤，甚至死亡，但不会颠覆我们作为个体的人格。而大脑中的 DNA 突变会剥夺我们的同理心、记忆、语言以及个性的其他关键部分。这些突变会创造出一个与我们亲友所认识的截然不同的人。

现在，我们对遗传学的了解已经非常广泛了，有时甚至在症状出现之前就能判断出哪些人会患上大脑疾病。我们可以用过去不可能实现的方式预测未来。某些情况下，科学家甚至可以利用这些知识及早干预，让人们摆脱 DNA 的基因诅咒。曾经无法治疗的患者现在可以被治愈了。

所以，让我们跟随自出生起就定义我们的分子，跟随正在学习保护我们的大脑，使其不受 DNA 影响的科学家，开始我们的认知之旅吧。

第一章

身体失控：亨廷顿病

在亨廷顿病诊所的候诊室里，到处是四肢扭曲、手指蜷曲的患者，他们原本应该搭着座椅的腿向上翘起，在空中摆动，弄得椅子不停地撞击着地板。

阿梅莉亚·埃尔曼一动不动地坐着，双脚因焦虑而不停地颤抖。她来诊所不是为了让医生检查症状，她的肌肉和头脑与任何一个 26 岁的人一样灵活。阿梅莉亚是来接收她的基因检测结果的，从 DNA 分析实验室寄来的那张纸将决定她未来的命运。[1]

阿梅莉亚的母亲一年前死于亨廷顿病。她的死亡是缓慢而痛苦的，持续了十年之久。无意义的肌肉运动使她的四肢看起来仿佛被注入了震颤的电流，她也因此失去了理智，变得心神错乱，整日疲惫不堪。

与此同时，阿梅莉亚的动作却变得更加精准了。她成了一名高空杂技演员，依靠精准的动作让自己克服重力悬在空中。只用两条从天花板垂下来的丝绸，她就可以让自己悬浮在离地 10 英尺 *的地方，做出芭蕾舞般的优雅动作；当一个大圆环在半空中疯狂旋转时，她可以让自己摆动起来，在圆环中荡进荡出。

候诊室的天花板很低，里面大多数人的姿势都不自然，阿梅莉亚准备弄清她作为一名高空杂技演员的职业生涯是否会被轮椅和病床取代。多年前，她就知道自己有 50% 的概率会遗传导致亨廷顿病的基因。基因检测的结果一出，这个概率就会瞬间改变，像她母亲那样死去的概率要么是 100%，要么就是 0。在登记台旁边那间普通的咨询室里，她等待着从不确定性中解脱。

阿梅莉亚并非一个人在等待。她的外祖母也是一名护士，就坐在旁边的椅子上。阿梅莉亚的外祖母性格坚毅，喜欢怀旧。她还是一名"家庭历史学家"，喜欢把光鲜亮丽但往往掩盖现实的照片塞满相册。阿梅莉亚的母亲去世时，是她从护理院打电话告知阿梅莉亚的。她轻声细语地告诉了阿梅莉亚这个消息，她们感受着同样的悲伤，同时也有解脱。

一年后，她们已经准备好了接受阿梅莉亚的基因检测结果。这栋砖砌建筑位于一条小商业街的拐角，对面有一家古董店和一家时尚的咖啡店。她们来到这里，乘电梯到了四楼，走进候诊室准备面对最坏的情况。阿梅莉亚在前台报了她的名字。

很快，医生就叫到了她。她和外祖母站起来，默默地从接

---

* 1 英尺 ≈ 0.3 米。——译者注

待员身边走过，进了咨询室。

···

阿梅莉亚几乎可以断定实验室的结果会是一个坏消息。"看看我到现在为止经历了多少可怕的事情吧。"她想。她觉得自己的人生就是一连串的错误，充斥着随时降临的灾难。父母在她三岁时就离婚了。离婚后，母亲的工资很低，但她一直在努力工作。她们靠在当地杂货店的销售业绩过活，经常穿着从收容所领取的衣服。

阿梅莉亚上小学时，她的外祖父母经常来探望并帮助她们。外祖父母一到，街上就会轰隆作响，因为外祖父骑着他的摩托车。外祖母则会拿着阿梅莉亚从未见过的亲戚们的照片冲进门。起初是外祖父母用微薄的收入填补母亲的财务漏洞，直到他们自己也被债务压得喘不过气来。

在阿梅莉亚 12 岁的时候，她们连续几个月没钱付房租。房东来敲门，向她们致歉，然后要求她们离开。之后，阿梅莉亚住进了拖车公园，每天早上 4 点起床，倒三趟公共汽车去上学，下午再精疲力竭地沿着同一条路线回家，到家时正好睡觉，第二天继续重复这样的日程。某一天晚上，拖车公园遭到了抢劫，阿梅莉亚和母亲第三次搬家，住进了一间昏暗的公寓。阿梅莉亚不知道她们能在这地方住多久。不久她就得到了答案：她们搬出公寓，住进了汽车旅馆。

差不多就是在这一时期，阿梅莉亚注意到母亲的身体正在发生变化。她的胳膊会经常没有规律地扭动，像是被喝醉了酒的"木偶师"操控一样。她的手会敲打桌椅，慢慢移动房间里的家具。阿梅莉亚很快就熟悉了那一连串的声音：刮擦、碰撞，交织着尖叫和脏话。渐渐地，做饭变成了餐具和锅叮当作响的一场混乱。有时，这些动作会导致母亲仰面朝天摔倒在地，这时，阿梅莉亚就会俯身温柔地抓住她的手，帮助她重新站起来。

阿梅莉亚对这些动作感到困惑不解，但她的母亲对此心知肚明。阿梅莉亚的母亲一出生就被亲生母亲遗弃了，有关这位女士的信息很少，只知道她患有亨廷顿病。阿梅莉亚的母亲和她一样，早年大部分时间都生活在对遗传厄运的恐惧之下。

随着母亲病情的恶化，阿梅莉亚只能自己养活自己了。她开始酗酒和"嗑药"，每天晚上要么在朋友的沙发上度过，要么在人行道上，她徘徊在令人振奋的高潮和萎靡失落的低谷之间。后来，她从高中辍学了。

16岁时，有一天阿梅莉亚在她们位于汽车旅馆的房间里醒来，化妆品弄脏了她的脸。像往常一样，她已不记得前一晚发生了什么。阿梅莉亚注视着坐在小厨房吧台上的母亲，她正一边抽着烟一边把手机贴在耳边，恳求一位很久不联系的亲戚给她寄些钱。

阿梅莉亚看着眼前的情景，熟悉的画面。出于自我保护，她溜出了门，走到旅馆的阳台上。她拿着手机在水泥地上犹豫地踱来踱去，最后，找到儿童服务中心的号码，打电话寻求帮助。

当社会工作者赶到时，阿梅莉亚的母亲爆发出了强烈的母性。她恳求女儿留在家里，想方设法安抚这些不速之客。但房间里一片混乱，而且阿梅莉亚在电话里提供的信息太令人震惊了——她母亲永远不会知道这通短暂电话的内容，社会工作者拒绝了她的请求。阿梅莉亚把自己的东西塞进垃圾袋，回头看了看这个只有一个房间的家，犹豫了片刻。几分钟后，她从社会工作者的车窗向后望去，看着汽车旅馆的招牌渐渐远去。

此后的一年里，阿梅莉亚一直生活在一个儿童收容所。她去参加戒酒和戒毒互助会，直到确定自己能够抵抗毒品的诱惑。最终，她在当地商场的一家凯蒂猫商店找到了一份工作，还在非工作时间做起了兼职。

这时阿梅莉亚17岁，她戒了酒、戒了毒，还拥有了一份工作，一年以来，她第一次坐上公共汽车，穿过城镇去看望母亲。她敲了敲汽车旅馆那扇油漆剥落的门，没人回应。她转身要走时，注意到一个瘦弱的女人正沿着小路走来，身体不停地左右摇晃。宽松的短裤暴露出瘦长的大腿，从袖子里伸出来的手臂干枯如树枝，手腕纤细，双手瘦骨嶙峋，脚上穿着凉鞋，走起路来踢踏作响。

还有一样阿梅莉亚非常熟悉的东西，那个饰有长带子的黑色钱包。当那个女人笨拙地走到阿梅莉亚站着的门口时，一切变得清晰起来。她们认出了彼此，互相拥抱。阿梅莉亚震惊地发现，母亲在她们分开的这段时间里消瘦了许多。

在那无言的瞬间，阿梅莉亚决定照料她的母亲。她用工作攒下的钱付清了欠汽车旅馆的2 000美元租金，又在附近找了一间一居室公寓，把母亲的东西搬了过去。她把自己的东西也带了过来——大量的衣服和实用物品，自从一年前在社会工作者的注视下把自己的东西塞进垃圾袋，她已经攒下了这么多东西。

阿梅莉亚帮母亲剪了头发。母亲的头发乱成一团，在剪刀下发出嘎吱声。她学会了给母亲洗澡：让她坐在马桶上，脱掉衣服，然后小心地一点一点将她放入浴盆，虽然她的四肢仍会撞到塑料浴盆上。阿梅莉亚学会了顺从母亲越来越苛刻的要求，比如把她从浴盆里抱出来后要马上擦干耳朵。"哎哟，哎哟，哎哟。"母亲会喊着，好似最温柔的抚摩也刺痛难忍。

阿梅莉亚买了一块床垫放在地上，好让母亲白天有地方可以躺，因为扭动经常会使她毫无征兆地摔下沙发。每天早上去上班之前，阿梅莉亚会在可口可乐罐上插上吸管，好让母亲方便喝。"拿近点儿。"母亲不满意地命令道。当阿梅莉亚答应时，母亲的态度就会温和下来。"你要永远照顾我，"她说，"我不想去护理院。"

时间过去了一年又一年，阿梅莉亚在工作时不放心母亲独自在家，"难免会有意外"。她给护理院打电话，希望找到一个床位，但每个接电话的管理人员都会说，除非有证据表明危险就在眼前，否则她不能强迫母亲进入护理院。

不久，危险真的发生了。母亲的动作幅度越来越大，在阿梅莉亚工作期间，她把一支烟掉在身上，引燃了自己。当阿梅莉亚赶到医院时，母亲粗糙的皮肤有一部分已经变黑并起了水疱。给母亲洗澡穿衣了那么多次，她太熟悉这些皮肤了。母亲大喊："我要回家。"阿梅莉亚只得满怀愧疚地解释说,她不能按母亲的要求去做了。就这样,她的母亲在 41 岁这年离开医院,去了护理院。

在这一年里,阿梅莉亚的母亲陷入了虚妄的幻想中。她坚信自己拥有一家沃尔玛商场,她和阿梅莉亚仍然住在一起。"这是我丈夫。"她会随意指着什么对工作人员说。闲暇时间,阿梅莉亚试着带母亲出门。她要花上几个小时向护理员解释母亲的咕哝,这两个女人就像在说一种即将消亡的语言。

最后,就连阿梅莉亚也听不懂母亲在说什么了。她控制不了自己的动作,几乎丧失了所有表达能力——她说不出饿了、累了,也没法请求别人切换电视频道。她的喉咙再也不能正常开合。水、果汁和食物会进入她的肺部,换来一阵一阵的咳嗽,接着是一场一场的肺炎。

2017 年夏天,阿梅莉亚的母亲去世了。阿梅莉亚捂着脸痛哭不已,不是因为死亡本身——死亡已在意料之中——而是因为必然的悲剧。她为这冥冥中注定的一切哀号,为自己永远也不能真正了解母亲哀号。

通过电话交流,阿梅莉亚和外祖母着手处理丧事。政府补助的钱超过了阿梅莉亚母亲住护理院的费用,到她去世时还剩下 300 美元。阿梅莉亚给殡仪馆打电话,安排母亲火化——这是一项价值 300 美元的服务。去世以后,阿梅莉亚的母亲反而在不知不觉中处理好了自己的财务问题。

和曾经的母亲一样,阿梅莉亚也陷入了焦虑——现在她知道,这种焦虑可能是亨廷顿病的前兆。她决定改变生活方向。

她想知道自己是否遗传了母亲的基因突变。如果是,她会让自己的思想和身体做好准备,在疾病来临前好好享受生活。她会去旅行,在她还能和陌生人说话、还能乘坐公共汽车的时候去看一看世界。她想,也许她还可以收养几个孩子。

一天早上,阿梅莉亚一边在公寓里踱步,一边和亨廷顿病诊所的护士通话。她描述了母亲去世的场面,解释她为什么想检测基因。她来到这家诊所,和精神科医生、神经科医生以及基因咨询师交谈。她往一个透明的塑料试管里吐了一口唾沫,看着装了唾液的试管被塞进信封,送去另一个州的实验室。她的未来将在那里被揭晓。

几周后,阿梅莉亚和外祖母跨过门槛,来到诊所的一间小咨询室。她们各自坐在一把不合适的椅子上。没有什么开场白,答案直接摆在了眼前。医生说:"你遗传了基因突变。"

· · ·

阿梅莉亚所做的分子检测得益于医学史上最偶然的一次发现。20世纪中期,新兴的分子遗传学领域的研究陷入了停滞:20年来,研究人员虽然知道DNA决定遗传特征,但无法弄清哪些基因导致了哪些疾病。人类基因组基本上还是一个"黑匣子"。

以亨廷顿病为例。研究人员根本找不到致病基因——突变导致疾病的DNA片段——隐藏在人类基因组的哪个位置。科学家希望找到致病基因,从而找到治疗疾病的方法,但事实证明，这条寻找之路极其艰辛。当时，几乎没有工具能在 30 亿个核苷酸那么长的人类遗传密码中定位一个特定的 DNA 序列，这就像在两吨重的垃圾山里徒手寻找一张中奖彩票一样。

1968 年，一位名叫南希·韦克斯勒的 23 岁女性得知她的母亲患有亨廷顿病。[2]"这是一种渐进性、退行性神经系统疾病。"父亲坐在洛杉矶公寓客厅的沙发上对她解释。墙上挂着一幅巨大的鸡蛋胖胖绘画，蛋面笑得乖张。"你有 50% 的概率遗传这种疾病。"父亲说。

听到这一消息，南希·韦克斯勒做出了两个决定。第一个决定是不生小孩。做出第二个决定用时较长，耗费了几个月的时间，但最终使她享誉世界，那就是寻找治愈亨廷顿病的方法。

韦克斯勒举办了一系列研讨会，邀请众多科学家参与研究亨廷顿病的病因。[3]她精心组织这些会议，旨在鼓励青年科学家自律上进，培养创造力。研讨会上，韦克斯勒禁止使用事先准备好的幻灯片，希望参会者走出自己的研究领域，以全新的眼光看待问题。

1979 年，科学家在一次研讨会上提出了一个寻找亨廷顿病基因突变的计划：他们可以观察附近的 DNA 序列。想象一下，一根绳子上穿满了珠子，剪开绳子上的任意一点，就会得到两串珠子。从统计数据上看，一开始就相邻的珠子在绳子剪断后更有可能成为一串。相邻的珠子会一直保持相邻的状态。

我们的 DNA 也是如此。同一条染色体上紧挨在一起的核苷酸，往往在遗传之后仍然紧挨在一起，它们关系密切。考虑到这一现象，科学家可以用亨廷顿病基因周围的 DNA 代表基因本身，可以只研究正确的区域，而不是描述某一个具体基因的特征。

从表面上看，寻找亨廷顿病基因周围的 DNA 和寻找基因本身一样困难。科学家没有能直接找到这两种序列的工具。但在 1979 年的研讨会上，研究人员探讨出了一个解决方案。他们可以利用极小的分子剪刀，区分亨廷顿病基因周围 DNA 的短序列。当剪刀剪断一个人的 DNA 样本后，患病者与非患病者体内亨廷顿病基因周围的片段长度会有所不同。

这个结果因家族而异。对某一个家族来说，该方案可以在亨廷顿病患者身上得到一个 500 个核苷酸长的 DNA 片段，在不会患病的人身上得到一个 200 个核苷酸长的 DNA 片段。对另一个家族来说，同样的方法可能会分离出 300 个核苷酸长和 600 个核苷酸长的 DNA 片段。关键在于，在同一个家族内，DNA 片段的长度关系到这个人的亨廷顿病基因是否正常，是否会导致疾病。

随后发生了一件出乎意料的事。为了显现相关的 DNA 片段，观察患病者和未患病者的 DNA 片段长度是否不同，研究人员需要一个插在该基因 3 000 万个核苷酸内的标签，这还只是覆盖了人类基因组的 1%。当时，全世界只有不到 20 个这样的标签，任何一个标签成功的概率都很低。

一名参会者提醒韦克斯勒说，"要用十多年的时间"才能建立足够多的标签。[4] "告诉患者我们正在寻找这样的基因，会给他们带去虚幻的希望。"另一名参会者说。研讨会上一片混乱，对此持怀疑态度的科学家纷纷跑到会议室桌前证明这样做效率太低。粉笔疯狂敲击黑板的声音被淹没在一片吵闹声中。

随后出现了一种更为乐观的观点。一位名叫戴维·豪斯曼的科学家对研究小组说："新标签一出现，我们就试试行不行。"他认为这种方法很有希望。他争辩说，与其等待，不如尝试使用现有的标签。

这次研讨会在部分参会者的愤怒中落下了帷幕，韦克斯勒给豪斯曼提供了一小笔启动资金。随后，豪斯曼招募了年轻的加拿大遗传学家吉姆·古塞拉，后者没想到该项目会为他赢得"幸运吉姆"的绰号。

但他确实做到了。就在项目启动三年后，古塞拉张口结舌地坐在办公室里，对结果感到无比惊奇。那些悲观者说需要十年以上才能完成的事情，实际上只花了不到一半的时间就完成了。偶然之下，现有的一个标签恰好插入了亨廷顿病基因的500万个核苷酸内。科学家找到了这条染色体，甚至找到了亨廷顿病基因所在的那部分染色体。这是亨廷顿病研究的一个突破，也是整个分子生物学领域的里程碑。随着之后几年更多标签的出现（不需要运气），这项技术最终被用来定位人类整个基因组中数以千计的致病基因。

1993 年，韦克斯勒和一个由 50 多名研究人员组成的国际团队（绰号"基因猎人"）确定了亨廷顿病基因的确切核苷酸序列。[5] 这一消息很快就占据了一流报纸和科学期刊的封面，全世界都为之赞叹。在得知母亲患有亨廷顿病的 25 年后，韦克斯勒记住了导致母亲早逝的 A、T、G 和 C 核苷酸的序列，并能说出自己所畏惧的分子的出处。

原来，亨廷顿病与 DNA 序列的重复次数有关。[6] 在致病基因的起始位置，DNA 中 CAG 序列连续出现了好几次。在正常人体内，这 3 个核苷酸会先重复 35 次（CAGCAGCAG……），然后再转移到基因的其他部分。而在亨廷顿病患者体内，这 3 个核苷酸组成的序列会连续重复 40 次以上。实验室技术人员只需计算亨廷顿病基因中 CAG 重复的次数，就能弄清楚谁会患上这种病。重复次数少于 35 次，安全无虞；超过 40 次，则在劫难逃。两者之间还存在一个灰色地带，只有时间才能给出答案。

韦克斯勒从未做过由她帮忙创造的基因检测。[7] 她的肌肉运动最终证实了她一直担心的事：她遗传了母亲的疾病。现在，她脖子前伸，手指蜷曲，双腿随着亨廷顿病的发作而不断摆动。她走到哪里，她的家族遗传病就展示到哪里。

但不久之后，韦克斯勒的工作就成了治疗这种疾病的基础。科学家找到亨廷顿病致病基因的位置后，研究人员很快就发现异常 DNA 本身并不是问题。疾病的发展是因为身体根据异常 DNA 发出的指令合成了危险的蛋白质。由于亨廷顿病基因中 CAG 序列重复了 40 多次，人体产生了一种劣质蛋白质，堵塞脑细胞，造成了疾病症状。

为了遏止病情发展，研究人员设计了一种药物，用以防止身体根据亨廷顿病基因编码的方向合成蛋白质。这种药物的工作原理就像降噪耳机：干扰，也就是异常 DNA 依然存在，但它可能不会再造成症状了。倘若该药物真如研究人员希望的那样有效，那么患此病的家族都将从 DNA 的桎梏中得到解脱。[8] 亨廷顿病将变得可以预防，甚至可以治疗。

· · ·

从实验室寄回的那张纸只用一个两位数字就揭示了阿梅莉亚·埃尔曼的基因命运：46。阿梅莉亚，这位依靠精确动作谋生的"空中飞人"，从出生起亨廷顿病基因里就存在 46 次 CAG 重复。她的身体早已被设定了自毁程序。[*]

但是，倘若科学能如神经学家所希望的那样取得成功，那么阿梅莉亚将永远不会患上亨廷顿病。她可以把孩子抚养成人，还能陪孙辈们玩耍，言行举止依然优雅可控。

现在，阿梅莉亚把时间都花在锻炼肌肉和大脑上。她买下一间健身房，在那里教授学生瑜伽和其他运动方法。她伸展指尖和双腿，展现出精心控制的肌肉力量。健身房的外墙上挂着一块紫色的招牌，上面用白色的字体写着：运动之家。这正是她一直想要的庇护所。

---

[*] 许多患者询问，既然致病基因自出生起就存在，怎么会到成年时才发病？答案尚不清楚，但可能与环境因素、细胞老化以及遗传变化的特性有关。

第二章

痴呆家族：阿尔茨海默病

在导致痴呆的因素中，亨廷顿病并不常见，因为它是一种基因疾病。所有的亨廷顿病患者都在相同的基因上存在异常。

相反，阿尔茨海默病由遗传和环境双重风险因素造成，但我们对这些因素知之甚少。大多数患者并没有特定的致病基因。研究这种成分复杂的人群非常困难，所以阿尔茨海默病的研究人员一直在寻找携带单一致病基因的罕见家族。有这么一个家族，被早发性阿尔茨海默病折磨了两个多世纪，现在已经成为世界上最具研究价值的群体之一。

该家族来自哥伦比亚的安蒂奥基亚，那里民风彪悍、地形复杂。土地上牛马成群，蜡棕榈树高耸入云。山峰林立，山谷纵横，犬牙交错，连绵不断，难以找到一处平原。该家族祖祖辈辈很少有人迁入迁出。这种与世隔绝的生存状态导致了一种遗传性灾难。

1984 年是弗朗西斯科·洛佩拉在安蒂奥基亚省首府麦德林当神经病学住院医生的第二年。他爱好交际、为人随和，两条浓密的眉毛就像安蒂奥基亚的山峰一样。洛佩拉在麦德林附近的小镇长大，一直梦想着研究地外空间和不明飞行物。成年后，他发现地球上的事同样有趣，还更容易理解，于是把注意力转向了神经病学。

一天早上，当洛佩拉穿着一件口袋边晃荡着一个反射锤和一把音叉的白大褂走进诊所时，发现赫克托·蒙托亚坐在检查台上，身边围着他的子女。[1] 赫克托才40来岁，但已经糊涂得不能再工作了。面对熟练从事多年的农活，他表现得茫然无措。他时而大哭一场，时而大笑不止。幻觉扭曲了他的现实。赫克托的子女告诉洛佩拉，他早年聪明又稳重，但现在仿佛变了一个人。

洛佩拉让赫克托入院治疗，并对其进行重症评估。检查后发现，除了认知能力，赫克托的神经系统一切正常。他的条件反射没有问题，不用胳膊使劲儿就能从椅子上站起来，也能轻松穿过房间。但赫克托无法确定自己的年龄、当前的日期，或者他是否正在住院。他不记得子女的名字，甚至不记得自己有几个子女。每天早上醒来，他都不知道自己为什么住院，也不记得以前是否见过洛佩拉。

洛佩拉给赫克托做了脑部扫描。他把硬质黑白胶片放在一块灯板上，仔细观察图像中脑叶的大小和形状。很快，他发现图像中心附近存在一处异常：促进记忆的结构近乎消失，那里本应鼓起一个海马的形状。

洛佩拉把在赫克托这个年龄段中常见的疾病列了一份清单。他想到了因南希·韦克斯勒的研究而轰动世界的亨廷顿病，还想到了导致患者丧失自控能力和同理心的额颞叶痴呆。但赫克托的症状与脑部扫描结果并不符合这两种情况。在与同事研究后，洛佩拉做出了改变其职业生涯的诊断：赫克托40多岁就患上了一种老年疾病，折磨他的是早发性阿尔茨海默病。

大多数人想到阿尔茨海默病患者，脑海中浮现的都是头发花白、退休多年的老人。这通常没错。80%以上的阿尔茨海默病患者年龄超过75岁。[2]洛佩拉的祖母就是一个典型的例子：她活了很长时间，见到了自己的曾孙，可记不住他们的名字。只有3%的阿尔茨海默病患者年龄小于65岁，而像赫克托这样小于50岁的患者几乎没有。

通过询问赫克托的子女，洛佩拉得知，患者的家族中还有许多严重失忆的人。赫克托的父亲和祖父在与他相仿的年纪也出现了同样的症状。其他人的情况也差不多。由于这种症状普遍发生，当地人给该家族起了一个名字："痴呆家族"。

关于痴呆从何而来，说法很多。赫克托的一些亲戚认为，是牧师因他的教民从募捐箱里偷窃而下的诅咒。另一些亲戚说，是触摸了某种树皮引起的。还有一些亲戚则讲述了更加神奇的魔法故事。赫克托的子女几乎从没听说过DNA，但他们知道痴呆是遗传的。他们看得出来，它已经感染了他们的"家族树"。

洛佩拉很快发现诊所已经满足不了他的好奇心了。他坐车、骑马、走路，花上几个小时穿越崎岖不平的道路和杂草丛生的小径，前去拜访赫克托家族中的人。他在索引卡上记录每个人的情况，写下他们的症状，同时收集他们之间的亲属关系信息。回到麦德林的办公室后，他整理卡片，找出新的遗传联系，建立了一棵不断变大的家族树，很快就囊括了数百人。

仅仅几个月后，又有一名早发性阿尔茨海默病患者预约到洛佩拉的神经病学诊所就诊，问题的严重性变得明显起来。这名女性的父亲、叔叔、祖父和曾祖父都在三四十岁时就遭受了严重失忆的折磨。洛佩拉构建了这名女性的家族谱系图，分别标出受影响的人和没受影响的人。追溯到几代以前，这名女性与赫克托·蒙托亚拥有同一个祖先。两人属于同一棵庞大家族树上的不同分支。

洛佩拉和同事们一起仔细研究了教区和公证处的旧账簿，寻找痴呆患者首次出现的时间和地点。这些脆弱不堪、布满灰尘的超大记录本里详细记录了当地两百多年来的出生、死亡和婚姻情况。其中有些人死于一种被称为"大脑软化"的疾病，洛佩拉认为这可能就是痴呆。他将疾病起源追溯到 18 世纪中期出生在麦德林的一对欧洲血统夫妇身上。这对夫妇至少生了三个孩子。两百多年后，他们的后代足有数万人。

1992 年冬天的一个早晨，洛佩拉坐在一个大报告厅里听肯尼斯·科西克医生作报告。科西克是一位无畏的美国神经学家，擅长阿尔茨海默病的生物学研究。他说话轻声细语，好奇心强，和人交谈时说不了几句话就会向对方抛出一大堆问题。

讲座结束后，洛佩拉找到科西克，探讨他过去十年所做的工作。"我发现了一个患有早发性阿尔茨海默病的家族。"[3]洛佩拉说。起先科西克不信，认为洛佩拉指的是一个三四口之家。但当洛佩拉描述他研究的家族谱系范围时，科西克凑了过去，有点儿坐不住了。这位哥伦比亚人说的是蹩脚的英语，而这位美国人当时只懂几句西班牙语，但两人一问一答说得飞快，仿佛不存在语言障碍。科西克明白，如果洛佩拉的诊断没错，那么它势必会产生惊人的影响。他们一起去吃午饭的时候，洛佩拉邀请科西克前往麦德林与赫克托家族见面。于是科西克取消了返回美国的航班，一段终身的合作研究关系由此建立。

随着科西克与安蒂奥基亚不同村庄里的赫克托家族不断交流，研究方向日益明朗起来：洛佩拉和科西克需要证明这种痴呆就是阿尔茨海默病。此前，洛佩拉只是根据认知测试和脑部扫描成像做出诊断，这种方法的准确率在当时只有大约80%。因此，洛佩拉和科西克需要证明痴呆引起的微观变化与一个世纪以前阿洛伊斯·阿尔茨海默医生的发现相同。他们需要弄到患者的大脑。

· · ·

阿洛伊斯·阿尔茨海默医生当时是一位充满活力的年轻神经学家。他从一所知名机构获得了医学学位，也曾经因扰乱治安而被传唤。[4] 在同事当中，他以精通显微镜学而闻名，这是他在准备有关耳垢细胞生命的博士论文过程中磨炼出来的技能。1888年，他在德国法兰克福的一家精神病院找了一份看诊工作。13年后，他在这里遇到了一名失忆的年轻女性。

有关患者奥古斯特·德特尔入院之前的记录很少。1873

年，她嫁给了德国农村的一名铁路职员，几年后生了一个女儿。从照片上看，她长着一张瘦削的脸，一头直发垂下来略长于锁骨。

奥古斯特40多岁时就开始在家里的厨房中出错了。她遗忘了那些本已熟记于心的菜谱，厨艺变得时好时坏。她会在公寓的各个房间里转来转去，找不到卧室或客厅。她越来越多疑，会把贵重物品藏在家具和书后面。一段时间后，她就忘记放在哪里了，于是就指责别人偷了它们。她会在半夜尖叫好几个小时，对她的丈夫大打出手，认为他和一个邻居有婚外情。

她的丈夫无比绝望，于是带她去看医生，后者马上开了一张处方："（奥古斯特）需要去当地的精神病院治疗。"奥古斯特的丈夫回到家，收拾好她的衣服，带她去了法兰克福的精神病院。当时她只有51岁。她没能活着离开精神病院。

阿洛伊斯·阿尔茨海默医生有详细记录患者情况的习惯[5]，所以他会逐字逐句地记录下他与奥古斯特的第一次谈话，也就不足为奇。谈话发生在1901年11月，奥古斯特到达医院的第二天：

　　　　"你叫什么名字？"
　　　　"奥古斯特……"
　　　　"你来这里多久了？"
　　　　"三个星期。"
　　　　"我手里拿的是什么？"
　　　　"雪茄。"

"对。那是什么？"

"铅笔。"

"谢谢。那个呢？"

"钢笔。"

"又答对了。"

中午，阿尔茨海默带着另一套物品回来。他把每一样东西拿给奥古斯特看，后者毫不费力地认出了它们。但在这些东西被收起来几分钟后，她就完全忘记了刚才的互动。

阿尔茨海默把一张纸放在患者面前，嘱咐说："写'奥古斯特·德特尔夫人。'"奥古斯特写了"夫人"，然后就忘记了任务。

多次测试后，阿尔茨海默发现奥古斯特仍然记得很久以前发生的事情。她能说出雪、煤烟和天空的颜色，能算出 6×8 和 9×7 的结果，闭着眼睛就能摸出手里的勺子、牙刷和钥匙。阿尔茨海默伸出三根手指，她能正确地数出来。但紧接着，她就会忘记他伸出了几根手指，甚至根本不记得他举起过手。

阿尔茨海默连续检查了奥古斯特好几天，对她能做什么和不能做什么有了更多的了解。她的症状让他想起了以前见过的老年性痴呆患者，但奥古斯特·德特尔还没到老年。她才 50 岁出头。

阿尔茨海默针对奥古斯特的病情采取了多小时水疗的方法。他建议用镇静剂缓解她的焦虑。尽管如此，很快医护人员就不得不在晚上把她关进隔离室。否则，她就会在黑暗中爬上其他患者的床，发出响彻走廊的惊叫声。

几个月后，奥古斯特开始认为自己正在家里招待客人。"我丈夫马上就到！"她会这样说，尽管她早已忘了他的名字。在醒着的大部分时间里，她都在为没有把房间收拾好而道歉，为没有准备好一场永远不会举行的晚宴而烦恼。

1902年6月，阿尔茨海默在奥古斯特的病历上写下了最后一条记录："奥古斯特·德特尔仍然具有攻击性，经常尖叫，在有人想给她做检查时攻击对方。她还会不由自主地尖叫，经常叫上几个小时，所以她不得不被束缚在床上。"

奥古斯特又活了4年，但阿尔茨海默再也没在她活着的时候见过她。1901年对他来说是学术灵感迸发的一年，同时也是悲痛的一年。他的妻子在1月初突然生病了。[6]2月下旬，他看着她的棺木落入了法兰克福墓地边缘的一个矩形墓坑里。他37岁丧偶，成了要抚养3个不到6岁的孩子的单身父亲。他在法兰克福没什么亲人，于是举家搬到海德堡，后来又搬到慕尼黑。在那里，阿尔茨海默成了杰出精神病学家埃米尔·克雷珀林的门生。

阿尔茨海默租了一套公寓，距离慕尼黑大学精神病院仅百步远，在一栋19世纪晚期德国古典风格建筑的三楼。病房里传出的焦躁尖叫声整夜不停，很容易传到不远处他的起居室里。他好像从未完全脱离过他的新工作，但他喜欢这样。自妻子去世后，研究成了他逃避哀痛的方式。他的妹妹承担了抚养孩子的大部分工作，他可以自由地沉浸在人类错综复杂的思维中。

阿尔茨海默把实验室设在了慕尼黑大学。他把显微镜放在靠近窗户的长桌上，还给不同身高的人安装了可以调节高度的凳子。他买了一台投影描图器，这是一种弯曲光线的工具，能够将显微镜下的图像反射到平面上，这样他就能在纸上画出他看到的东西。

每天上午和下午，学生们都会拖着脚步进出实验室。在一片喧闹声中，阿尔茨海默会沉思着从一张桌子走到另一张桌子，教学生显微镜的使用方法和解剖的角度。他会在激情的教学过程中无意识地丢掉雪茄，一天结束后，才发现它还在某个学生的书桌上燃着。

虽然阿尔茨海默在慕尼黑忙得不可开交，但他并未忘记奥古斯特·德特尔这个病例。他时不时联系法兰克福的同事，询问她的最新情况，提醒同事在她去世后给他打电话。他曾两次用自己的经济支持和学术影响力进行干预，以免奥古斯特被送到其他医院，那样他可能会失去与她的联系。

1906年4月9日，法兰克福精神病院的一名实习生打电话给阿尔茨海默说，奥古斯特于一天前去世了。在阿尔茨海默的要求下，这名实习生将她的大脑保存并包装好，连同她的病历一起邮寄到了慕尼黑的实验室。

翻阅奥古斯特31页的病历后，阿尔茨海默看到了她1901年冬天的入院记录，然后是他自己在随后几个月里的记录。自他离开后，奥古斯特的情况持续恶化。1905年，有人在她的病历上写道："彻底昏迷。"同年晚些时候，一名临床医生记录道："患者蜷缩在床上……手扯着床单。"在奥古斯特活着的最后一个月里，护士每天都给她做水疗，但这种治疗可能加重了她的褥疮。她停止进食，体重直线下降到了68磅*。在一个春日，她发起高烧，几天后就去世了。

阿尔茨海默打开保存着奥古斯特大脑的包装，福尔马林的刺鼻气味立刻在实验室弥漫开来。他一眼就看出来面前的标本不正常。它只有正常大脑尺寸的一小半那么大。

正常的大脑表面有隆起的脑回和下凹的脑沟，手指在器官上摸过时，会感到上上下下，就像一艘船在平静的大海上航行一样起伏。在奥古斯特的大脑里，脑回变薄，脑沟加宽。

阿尔茨海默将奥古斯特的大脑切片，把样本浸泡在深色溶液中。[7]他清洗切片，加热，再次清洗，然后把它们放在两块玻璃之间。他转向靠窗的桌子，把载玻片放在显微镜的透镜下，聚焦图像。

随着奥古斯特的脑细胞被放大，阿尔茨海默找到了她精神异常的原因。奥古斯特的神经元中堆积着一种长长的缠绕成结的物质。而在旁边的大脑支持组织中，出现了黑色斑块，看起来像是一堆堆的种子。这两个发现让阿尔茨海默想起了他所见过的患有老年性痴呆的老龄患者的脑切片样本，但奥古斯特的情况要严重得多。她的整个大脑都布满了缠结和斑块。

阿尔茨海默在老龄患者的大脑中看到这种结构时，并没有考虑太多，但现在他想知道它们是否真的会导致疾病。他调整好投影描图器的位置，这样显微镜下的图像就会反射到一张纸

---

* 　1磅 ≈ 0.454 千克。——译者注

上，他描绘了几十个神经元，每个神经元都被绳子状的缠结和种子状的斑块破坏了。他急于与其他医生分享自己的发现，于是整理了这些图纸，为即将在附近的蒂宾根市举行的会议准备了一场演讲。*

会议上听众的反应远未达到他的期望。"慕尼黑的阿尔茨海默医生现在将介绍'一种严重而异常的大脑皮质疾病过程'。"一位同行宣布，并示意阿尔茨海默登上讲台。

阿尔茨海默先是描述了奥古斯特的奇怪举动。[8]他讲述了她如何丧失读写能力，如何用描述代替词语，比如用"倒牛奶的东西"代替"杯子"。最后，他展示了画有她大脑中斑块和缠结的图纸，以为听众会对这些奇怪结构的数量之多感到惊讶。"总之，"他自豪地说，"我们面对的显然是一个完全不同的疾病过程。"

演讲结束后，室内一片寂静。会议主席邀请听众提问，但没人举手。阿尔茨海默注视着前排听众，希望看到一张感兴趣的脸。但室内仍然一片寂静。"那么，尊敬的阿尔茨海默医生，谢谢你的发言，"会议主席最后说，"他们显然没有讨论的欲望。"阿尔茨海默走下讲台坐了下来。当天晚些时候，同一群听众在听了一场关于过度自慰原因的讲座后展开了热烈的讨论。

阿尔茨海默倍感失望，但他没有放弃，而是继续在实验室里废寝忘食地工作，希望弄清斑块和缠结在痴呆中扮演的角

---

* 无独有偶，半个多世纪以前弗里德里克·米舍正是在蒂宾根大学发现了 DNA。

色。为了配合基础研究，他在慕尼黑大学给患者看诊，很快就遇到了许多与奥古斯特症状相似的年轻患者。就像此前一样，他在患者死后检查了他们的大脑。如他所料，里面布满了斑块和缠结。

就在阿尔茨海默孜孜不倦地向大众推广自己的发现时，吸引他来到慕尼黑的著名精神病学家埃米尔·克雷珀林引起了世界的关注。1909 年，克雷珀林在编写新版教材时用了好几个段落讲述奥古斯特的故事。[9] 他描述了阿尔茨海默在其大脑中看到的斑块和缠结，详细阐述了阿尔茨海默在蒂宾根会议上提出的问题：奥古斯特所患的疾病，是一种严重的老年性痴呆，还是一种全新的疾病？在该章节的最后一段，克雷珀林在出版史上首次提到了"阿尔茨海默病"。几年之内，该术语就传遍了世界。

阿尔茨海默因与其同名的疾病而举世闻名，但是他享受这种名声的时间不足 10 年。1915 年初，一场小感冒引发其心脏感染。他想继续做研究，但身体条件不允许。他的肾脏功能逐渐衰竭，肺部充满积液，大脑也陷入谵妄。1915 年 12 月 19 日早晨，死亡降临。围在他床边的孩子，从此成了孤儿。阿尔茨海默在他 51 岁时咽下了最后一口气——这也是奥古斯特遇到他时的年纪。

· · ·

时间来到了弗朗西斯科·洛佩拉和肯尼斯·科西克陷入痴

呆谜团的年代，此时斑块和缠结已经成为诊断阿尔茨海默病的关键。要证明这种痴呆就是阿尔茨海默病，两人就要证明它引起的微小变化与一个世纪以前阿洛伊斯·阿尔茨海默在奥古斯特·德特尔大脑中看到的一样。

1995年，洛佩拉给刚刚死于痴呆的一名56岁妇女的子女打电话，询问能否在实验室里检查她的大脑。他解释说，这种痴呆很可能就是阿尔茨海默病，但他需要观察患者的大脑以证明这一点。他说这项工作有助于医生找到治疗这种致命疾病的方法，毕竟它现在也危及这名妇女的每一个孩子。

对方拒绝了。[10] 由于地下器官市场日益猖獗，索要身体器官的人普遍会遭到怀疑，在他们看来洛佩拉也一样可疑。他向这名妇女的孩子保证自己的初衷是崇高的，试图消除他们的疑虑，但他们的态度非常坚决。

于是洛佩拉驾车五个小时去参加这名妇女的守灵仪式，亲自和她的家人交谈。他瞻仰了停放在起居室里的灵柩，然后求助于这名妇女的血亲。他说自己在这附近长大，并不是想要利用这个家族的不幸谋取私利的入侵者。他重复了自己在电话里说的话，重申了微观研究对寻找痴呆原因的重要性。

几个小时后，这名妇女的孩子中只有一个仍然拒绝洛佩拉的要求。此人曾是一名涉嫌贩毒的警察，他愤怒地离开，然后醉醺醺地回来索要两千万比索。洛佩拉说他付不起，他所能做的就是保证不会售卖这名妇女的大脑。最后，此人妥协了。在去教堂的路上，洛佩拉和一名病理学家在当地医院短暂停留，摘除了这名妇女的大脑。[11] 她身体的其余部分被送去举行了葬礼。与此同时，洛佩拉用福尔马林浸泡了她的大脑，准备将它送往美国。

不久，洛佩拉的一位男同事带着这个大脑登上了飞往马萨诸塞州波士顿市的商业航班。下飞机后，他乘坐一辆出租车来到科西克家门前。"给你。"他说，把装在盒子里的大脑递了过去。[12]

第二天，科西克将大脑带到实验室进行组织切片，将其浸泡在能凸显特定分子的染料中。透过显微镜，他看到这名妇女的大脑里存在阿尔茨海默病特有的斑块和缠结。[13]目前，赫克托·蒙托亚和他的亲属仍然是迄今为止发现的最大的阿尔茨海默病患者家族，在这个数千人的大家族里，痴呆患者超过70人。

洛佩拉和科西克明白，如果"痴呆家族"愿意参与研究试验，他们就可以打破寻找阿尔茨海默病治疗方法的最大障碍。几十年来，科学家只是根据临床诊断招募患者参与药物试验，并未证实参与试验的患者大脑里存在斑块和缠结。临床诊断的准确率只有80%，因此有1/5的试验参与者根本没有患阿尔茨海默病。由于大多数患者年龄超过65岁，即使有些患者确实患有阿尔茨海默病，也经常同时患有其他影响认知的疾病，因此很难弄清阿尔茨海默病引起了哪些症状。相反，痴呆的分子构成始终如一。它总是造成斑块和缠结。因为患上这种病的人通常只有40多岁，所以很少因其他疾病产生认知障碍。与阿尔茨海默病的典型病例相比，痴呆不太容易受其他因素干扰，是一种比较单纯的疾病。

研究痴呆还能避开另一个干扰因子。阿尔茨海默病的病程高度易变，有些患者过了十多年病情依然稳定，而另一些患者在短短几年内病情就迅速恶化。我们无法预测大多数患者的病情发展速度，因此很难证明某种潜在治疗方法是否已经减缓了预期病程。谁能说接受药物治疗后身体逐渐衰退的患者在不接受药物的情况下就不会发生同样的衰退呢？与阿尔茨海默病的典型病例相比，痴呆的病程可预测性很强：患有这种疾病的人会在与他们父母患病时大致相同的年龄出现症状，病情恶化的速度也与其父母相似。历史重现在一代又一代人身上，这对受害者来说是可怕的，但对研究人员来说却是幸运的。

· · ·

为了预测赫克托家族中谁会患上痴呆，科西克开始寻找导致这种疾病的基因。他曾考虑像科学家找到亨廷顿病基因那样进行分析，却又担心痴呆患者的血液样本已经变质了。20 世纪 80 年代，洛佩拉就开始收集这些血液样本，但由于这个国家饱受战争蹂躏，电力供应时断时续，许多血液样本试管在冰箱里经历了无数次冷冻和解冻。科西克发现，大部分样本中的 DNA 降解严重，已无法用于试验。

因此，科西克利用了其他科学家发现的导致早发性阿尔茨海默病的基因。他与圣路易斯华盛顿大学的研究人员取得了联系，[14] 后者正在研究一种名为"早老蛋白 1"的基因。样本从美国南部被运送到中西部，很快就让他找到了一直在寻找的东西：痴呆患者的早老蛋白 1 基因发生了突变[*]。靠近基因中部的核苷酸序列由 GAA 突变为 GCA，产生了排列错误。

正常情况下，早老蛋白 1 基因会指示我们的大脑生成一种蛋白质，充当废物处理中心。这种蛋白质将分子切成碎片，一些碎片被送往细胞垃圾堆，另一些碎片则被回收利用。由于赫克托家族的基因发生了突变，丢弃和回收之间的平衡被打破了。[15] 原本会被加工成可重复使用材料的分子反而被分解成有害成分，堆积在斑块中——这正是阿洛伊斯·阿尔茨海默在奥古斯特·德特尔大脑中发现的微观特征。

自赫克托前往麦德林的神经病诊所看病之日起，历经 20 余载，洛佩拉和科西克终于解开了困扰人们几个世纪的谜团，将痴呆归因于特定基因中的一个特定核苷酸。他们知道了痴呆的病因是一个被破坏的分子。更重要的是，现在他们可以在症状出现之前就确定赫克托家族中谁会患上早发性阿尔茨海默病。这使他们能够开展有史以来最不寻常的研究项目之一。

洛佩拉早就想对赫克托家族进行临床试验，但制药公司多年来总是回复他："我们怎么能在一个暴力泛滥的国家开展临床研究呢？"洛佩拉理解这种担忧，他在从医早期也曾遭遇过

---

[*] 在考虑早老蛋白 1 之前，科西克首先研究了 21 号染色体上的一个同样会导致阿尔茨海默病的基因。该基因有助于解释为什么唐氏综合征患者（多了一条 21 号染色体）若能活到五六十岁，普遍会患上阿尔茨海默病。

游击队绑架。*2000 年，他的一位同事在设法采集痴呆患者血液样本时被绑架了，之后洛佩拉暂停实地调查数月之久。哥伦比亚曾长期是世界上最危险的国家之一，而安蒂奥基亚则是推动这一切的毒品战争的核心地区。

2005 年左右，哥伦比亚开始从持续了几十年的暴力冲突中挣脱出来。麦德林贩毒集团的巨头要么被杀要么被抓。巴勃罗·埃斯科瓦尔在麦德林的一场血腥枪战中死亡。绑架案减少了。看到这种改善后，美国亚利桑那州凤凰城一个阿尔茨海默病研究中心的科学家联系了科西克和洛佩拉，问他们是否愿意在哥伦比亚开展临床试验。

2011 年，洛佩拉、科西克、临床试验专家以及一些世界顶尖制药公司的代表聚集在凤凰城的一个普通会议室里。该团队花了几天时间评估了可用于临床试验的药物。他们基于药物作用机制进行筛选，分析在试管里和在动物身上开展试验的结果，研究 Z 分数、T 值和其他统计数据。

首先，洛佩拉和科西克想找到一种对服用者来说安全的药物。他们计划招募尚未出现阿尔茨海默病症状的志愿者，希望药物能够预防其记忆力丧失。与研究已经出现症状的患者相比，这样做成功的可能性更大，但风险也更大。洛佩拉花了

---

* 多年以前，游击队曾抓住洛佩拉，把他放在马背上带到丛林里，命令他治疗一名受伤的队员。随后，洛佩拉被送回医院，带着一张被撕坏的五比索钞票和让他治疗另一名游击队员的秘密指示，该队员将会带着这张钞票的另一半来到医院。游击队要求洛佩拉将此人的枪伤记录为意外。出于感激，该队员给他留下了一本卡尔·马克思的代表作《资本论》。

30 年的时间与赫克托家族建立起信任关系，他知道如果自己为伤害健康人的药物代言，就会彻底破坏这种信任。"这些是我们将要治疗的正常人，"他在会议上告诫其他人，"我们不能对他们造成任何伤害。"

参会者最终确定了一种药物，它能使斑块从不可溶解的块状转变为免疫细胞可以清除和销毁的可溶形式。该药物本质上像是溶解斑块的肥皂，通过静脉输液给药。[16] 试验开始于2013 年，美国国立卫生研究院出资 1 500 万美元，慈善机构出资 1 500 万美元，生产该药物的制药公司出资 7 000 万美元。

这项研究的结果直到 2022 年才公布，但"痴呆家族"已经改变了阿尔茨海默病的局面。2019 年秋，《纽约时报》在头版刊登了弗朗西斯科·洛佩拉的照片，并在照片下方讲述了哥伦比亚女性艾莉瑞亚·罗萨·彼德拉伊塔·比列加思的故事。[17] 她已经 70 岁了，虽然 DNA 中含有导致痴呆的早老蛋白1 突变体，但没有表现出任何痴呆的迹象。

彼德拉伊塔之所以与众不同，是因为她携带的第二个基因突变阻碍了缠结的发展。[18] 在她 2020 年死于黑色素瘤时，她的大脑中虽然布满斑块，但少有缠结，几乎不存在认知障碍。* 彼德拉伊塔死后，她的大脑切片被送到了世界各地的实验室，包括科西克在美国的办公室。[19] 在实验室里，这些样本被用来揭示使其大脑免受缠结侵害的分子途径。

---

* 多亏了新开发的放射性分子，只要将它们黏附在斑块或缠结上，科学家就能在彼德拉伊塔还活着的时候证明她的大脑里斑块很多而缠结很少。

从分子层面上看，彼德拉伊塔的情况是例外中的例外，极为罕见，研究人员还没有找到其他和她一样的人。"她的大脑中藏着生命的奥秘，"洛佩拉这样评价，并补充说，"该病例是找到新的治疗方法的突破口。"科学家正在寻找一种药物，以重现彼德拉伊塔突变的影响，防止缠结在大脑中堆积。这一理念强化了洛佩拉几十年来一直深信不疑的观点：寻找阿尔茨海默病治疗方法的关键不在于普通人群，而在于边缘人群。

第三章

性情大变：皮克病

丹尼·古德曼一向和蔼可亲，举止稳重。[1] 作为一个年轻的父亲，他会在晚饭前给孩子们买巧克力牛奶，表示享受生活的甜蜜很重要。由于丹尼鼓励读书、热爱知识和辩论，孩子们在吃饭时总是争相谈论书籍和时事。女儿们非常喜欢这样的他，亲昵地称呼他"毛毛"。直到她们长大成人，丹尼也步入了中年，这个昵称依然存在。"犯错吧！"他对孩子们说，"拥抱错误，吸取教训，然后继续前进，再去犯不同的错误。"

天生外向的丹尼擅长经商。他先是买下 19 家汉堡王店，然后又卖掉它们，投资了 37 家温蒂汉堡店。他还买下一家餐厅、一家亚麻品店和一家工艺品中心。20 世纪 90 年代，一本商业杂志采访他时，问他是不是企业家，丹尼回答说："算不上，我做的事没什么大不了的。"

2012 年，一家著名科技出版物报道了丹尼最新的创业故事：一个每天只销售一种葡萄酒，直到存货售罄的网站。这篇文章讲述了丹尼及其兄弟不可思议的成功故事。他们都已步入花甲之年，更不懂计算机，却建立了全美最赚钱的在线葡萄酒零售公司之一。仅仅几年的时间，该平台就发展成了拥有数万客户、价值百万美元的"巨擘"。在这样的年纪，许多人都在谋求退休，丹尼却在不断扩大事业版图。

"我需要一名首席财务官，"在创办葡萄酒公司后不久，他对儿子拉塞尔说，"我希望你能胜任。"像父亲一样，拉塞尔生性活泼开朗，总能和大家打成一片，十分讨人喜欢。他拥有分子病理学博士学位、金融学工商管理硕士学位，有着光鲜亮丽的学术履历。拉塞尔没卖过酒，甚至从未接触过直面消费者的业务，但他想保住这家新生公司。他按照父亲的要求，辞掉药物研究的工作，开始经营葡萄酒生意。

然而六个月后，丹尼像是变了个人。他不再拥抱拉塞尔，在网上购买了数百张数字影碟，冲动地按了六次还是八次"购买"键，让他的妻子沮丧的是，家里的邮箱中常常堆满多张相同的影碟。他花了数千美元买鞋，吃了很多比萨，丝毫不担心不断缩水的银行存款和日渐增长的腰围。

工作时，丹尼看着二月份的财务报表，会问 29 号和 30 号哪儿去了，还会在公司主页上拼错词，在葡萄酒一览表上打满感叹号，甚至会在最后一刻更改发货计划，导致公司堆积了大量无法供货的订单。如果有人给他打电话，刺耳的铃声会一直响到自动转入语音信箱。丹尼不再觉得自己有义务接电话了。

一天早上，拉塞尔发现他的父亲工作期间在计算机上看色情片。屏幕正对着办公室的门，因此任何经过的人都可以看到那些裸露的图像。员工尴尬地红了脸，停止了谈话。

当拉塞尔质问丹尼时，丹尼坚称自己没错。"这是我的公司，"他吼道，"我想做什么就做什么！"

拉塞尔无法忍受不断恶化的混乱局面，也不愿夹在父亲的事业心和轻蔑态度之间受气，于是他创建了一个虚假的公司网站供他父亲工作时使用。每天早上，丹尼都会登录他的计算机，找到熟悉的按钮和文本框设置。这个系统和他以前使用的界面完全一样，除了一点：他所做的任何更改都不会保存到网站的代码中。而丹尼对此一无所知，他在62岁时被迫退休。

对于是什么导致丹尼的行为发生了变化，众人看法不一。一名神经学家诊断他患有注意障碍，并叫他去看抑郁症医生。他的一位世交好友认为这是胃部的问题。还有人认为这些症状与背部疼痛有关。

拥有生物学博士学位的拉塞尔怀疑，父亲的问题可能与遗传有关。丹尼的外祖父年纪轻轻就患上了痴呆。他有一个表亲也丧失了说话的能力，据说还有一个舅父死于一种罕见的叫作皮克病的痴呆。拉塞尔想知道这三个不同寻常的病例是否与家族DNA有关。他怀疑丹尼也遗传了同样的疾病。拉塞尔越来越不安，害怕这种疾病有一天会把他也毁掉。

· · ·

一个多世纪以前，德国精神病学家阿诺德·皮克第一次描述了这种困扰古德曼家族的疾病。皮克会说多种语言，酷爱读书，他的藏书像苔藓一样布满了家里的各个角落。"亲爱的，如果你继续这样下去，"他的妻子曾经惊呼道，"我就和孩子们搬出去了，你就和你的书一起住吧！"

皮克在学术上师从神经解剖学巨擘。[2] 1874 年，他在特奥多尔·梅纳特手下工作，后者发现了大脑中影响记忆网络的关键部位。皮克与语言生物学领域的顶尖专家卡尔·韦尼克一起做过研究。他还曾在卡尔·韦斯特法尔手下当过医生，后者发现了一组控制眼球运动的神经，这些神经现在广为人知。三位导师都以研究重要的大脑结构而闻名，所有这些结构都被载入了使用至今的医学教材。到皮克的职业生涯末期，他的名字也成了一个主要神经实体的代名词。

但是，皮克的职业生涯受到了资金紧张和官僚政治的束缚。1875 年从医学院毕业后，他来到布拉格市中心凯特伦斯卡街一家简陋的精神病院工作 *。这家医院设施陈旧、拥挤不堪，一到晚上，工作人员就得在病床之间的地板上铺上床垫，以容纳大量的患者。政治紧张和语言问题使讲德语的医务人员很难与讲捷克语的居民交流，后者认为前者不但控制了他们，还占领了他们的国家。"现在只能忍受。"皮克会这样说，对在政治问题上浪费时间感到沮丧。这一点，也只能忍受。

最终，皮克成了一名对待学术特别谨慎的教授，宁愿保守地解释事实，也不冒险犯错。[3] 他拒绝编写教材，担心被他描述为事实的东西可能是错的。[4] 他相信有些谜团连科学和哲学

---

* 由于其近乎传奇的无秩序状态，"Katerinska"一词已经成为混乱的代名词，就像"bedlam"（混乱）这个词诞生于伦敦贝特莱姆皇家医院一样。

都无法回答。"人永远是无知的。"他引用了一位具有类似保守观念的研究员的话。我们永远不可能知道所有的事情。

像奥古斯特·德特尔为阿洛伊斯·阿尔茨海默的研究带来巨大转折一样,一位名叫安娜·伊日内茨的患者也推动了皮克的研究。[5] 安娜和 75 岁的丈夫一起生活,他是一个裁缝。1900 年,她被发现在邻居的房子里游荡,随后便被带到了皮克的诊所。她大半辈子都过得规规矩矩、风平浪静,但在过去的三年里,她的行为变得很怪异。她拔光了园子里的蔬菜,只留下一片光秃秃的土地。她莫名其妙地离家出走,漫无目的地在尘土飞扬的道路上和陌生人的房子里游荡,直到有人认出她,将她送回家。亲属们怀疑她耳朵聋了,因为她似乎听不懂他们的责骂。其他人则认为她疯了。

第一次和皮克交谈时,安娜说了一堆胡话。"天啊,这里没有衣服!"她生气地说。因为精神病院的工作人员把她的衣物贴上标签后放进了衣柜。当皮克问她年龄时,她回答说:"那可怜的东西死了,小安娜没有死。"

在研究安娜的语言时,皮克发现了一些不寻常的迹象:她对词语和物品的理解能力很差,但智力的其他方面却完好无损。她能用手势清楚地与人交流。她记得最近发生的事情,比如几天前她在哪里藏了一枚硬币。对于大多数痴呆患者来说,比如阿尔茨海默病患者奥古斯特·德特尔,语言困难总是伴随着记忆力丧失。然而,安娜虽然存在严重的语言困难,记忆力却仍然很好。

四年后,安娜在被她丈夫送去的那家精神病医院里去世了。应皮克的要求，她的大脑被取出并带到实验室进行检查。看着面前桌子上的器官，他开始明白在她身上发生了什么。

我们的大脑通常是左右大致对称的，但安娜的左脑比右脑轻了13%，负责调节语言的左颞叶已然萎缩。这一发现解释了为什么她在交谈和理解他人方面存在巨大障碍。她并没有像家人所想的那样失聪。她的耳朵没问题。她只是丧失了理解语言的能力。

安娜的情况挑战了长期以来被皮克视为事实的一个基本观点。几十年来，皮克在神经精神病学领域的导师们将脑部疾病分成了两类：局灶性脑损伤和弥漫性脑损伤。

局灶性脑损伤，如肿瘤和中风，会影响大脑的一个特定部位，但对其他部位不起作用。损伤原因肉眼可见，除了由脑损伤直接引起的伤害，患者的神经系统是正常的。这种损伤，连同其结构性原因，仅限于大脑的特定区域。

弥漫性脑损伤会不加选择地影响整个大脑，导致大脑像温暖房间里的冰雕一样慢慢"萎缩"。皮克的导师们认为，老年性痴呆绝对是弥漫性脑损伤。它对整个大脑的影响速度大致相同，没有一个神经元能逃脱。

安娜的情况表明，主流的看法是错的。皮克没有找到安娜中风或长肿瘤的证据，尽管它们可以解释其左右脑重量的差异。更确切地说，他相信导致其左颞叶萎缩而其他大脑部位相对正常的正是老年性痴呆本身。与他所学的相反，皮克开始认为痴呆并不总是一种弥漫性脑损伤，他怀疑它可能是一种局灶性脑损伤，就像中风和肿瘤一样。

皮克知道，他需要找到更多患者，让别人相信安娜的情况并非个例。他等了 14 年，直到自己的观点被确切证实，在这期间他报告了十几个像安娜这样的患者，他们的额叶或颞叶比大脑其他部分萎缩得更厉害。[*]在所有病例中，患者的症状都与受损的大脑区域有关：颞叶较小的人往往存在语言障碍，而额叶较小的人则会陷入无序和去抑制的泥潭。

皮克的研究最终引起了阿洛伊斯·阿尔茨海默的注意，后者当时正因发现阿尔茨海默病而声名鹊起。[†6] 阿尔茨海默虽比皮克小了十多岁，但已经跻身名流，拥有大量的学术和经济资源。阿尔茨海默可以使用一个配备最先进设备的大型实验室，而皮克只能在一间陋室里搞研究，室内挤着三张桌子，学生们紧挨着坐在一起。皮克靠薪水养家糊口，而阿尔茨海默靠妻子的遗产生活，已经干了很多年"白工"。皮克可以就不同寻常的症状撰写病例报告，而阿尔茨海默有资源对奇怪的现象进行系统的微观研究。

因此，确定皮克病微观特征的是阿洛伊斯·阿尔茨海默而不是阿诺德·皮克也就不足为奇了。阿尔茨海默发现了两名症状与安娜相似的患者。患者死后，他把他们的大脑带到实验室，用显微镜观察其微小结构——与他多年前在奥古斯特·德

---

* 这些研究之所以花了这么长时间，部分是因为当时还没有检测活人大脑的成像技术。因此，皮克需要等待每个患者去世，然后才能取出他们的大脑并评估其几何构造。

† 皮克和阿尔茨海默其实是科学史上的一对宿敌，原因之一在于皮克坚持反对阿洛伊斯·阿尔茨海默的导师，也就是德国精神病学家埃米尔·克雷珀林。

特尔大脑中发现斑块和缠结的过程相同。

阿尔茨海默认为，患者累积斑块和缠结的方式可能不均匀。他怀疑大脑萎缩的区域比保持正常大小的区域承受了更大的异常结构负担。

然而，阿尔茨海默惊讶地看到：眼前的样本中完全没有他十年前在奥古斯特大脑中发现的绳子状的缠结，也没有当时已是阿尔茨海默病标志的种子状斑块。

取代斑块和缠结的是患者神经元里的椭圆形黑斑。他在1911年写道："问题在于：这些患者是否应该被划分为老年性痴呆患者？"皮克发现的疾病是已知疾病的新变种，还是首次发现的新疾病？

直到1922年，皮克所描述的病情才被称为皮克病，从名称上抹去了阿尔茨海默对这一发现的贡献。[7]和他的老师们一样，皮克的名字被写进神经学编年史，成了一种完全不同于阿尔茨海默病的新型痴呆的代名词。

一年后，皮克观看了贝多芬第三首拉祖莫夫斯基四重奏的演出。他被琴声征服，转身对女儿说："太美了，真想让人就此离世。"皮克当时很健康，但这是他最后一次现身音乐会。第二年，一块结石堵住了他的尿道。当时一场猛烈的风暴中断了布拉格最大医院的电力供应，外科医生只能在烛光下尝试解除他的痛苦。在接下来的几天中，皮克遭受了严重的感染。医

---

* 创造"皮克病"一词的科学家是阿诺德·皮克的学生，所以不难理解为什么阿尔茨海默对该疾病的贡献会被抹去了。

生对此爱莫能助，抗生素在几十年后才被发现。皮克深知自己大限已至，当家人和两名学生坐到他的床边时，他彻底失去了知觉。[8]

· · ·

皮克死后，以其姓氏命名的疾病成了待解之谜。皮克病患者的大脑里很少见到阿尔茨海默通过显微镜看到的椭圆形黑斑。很遗憾，阿尔茨海默处理的皮克病病例是一种不常见的变体。

由于缺乏可识别的微观特征，皮克病研究陷入了长达半个世纪的盲目和混乱。世界各地的研究人员将疑似病例描述为无数个可笑的冗长名称，如"去抑制性痴呆伴帕金森病肌萎缩"、"快速进行的常染色体显性帕金森病和伴脑桥黑素变性的痴呆"以及"家族性多系统T蛋白病变伴早衰症"。花样百出的命名，让人以为皮克发现了很多而非一种疾病。

直到20世纪90年代，借助南希·韦克斯勒团队找到亨廷顿病基因的技术，研究人员才开始完全了解皮克病的遗传密码。全世界有八个研究小组分别对表现出疑似皮克病症状的家族进行了研究。随着时间的推移，每个小组都得出了相同的结论：正在研究的疾病——当时已经被更简洁地称为"额颞叶痴呆"——与17号染色体中间的一个DNA小片段有关。该疾病的所有患者都在同一个基因上产生了突变。通过显微镜可以看到，他们的大脑里都堆积着同一种异常蛋白质。就这样，标准被统一了。

然后，情况又发生了变化。2006 年，研究人员在 17 号染色体上发现了第二个基因，同样会引起额颞叶痴呆的症状。这种新发现的被命名为 GRN 的基因形成了一种科学家以前从未发现过的蛋白质。进一步的数据表明，额颞叶痴呆的症状可能由这种蛋白质引起，也可能由那种蛋白质引起。该结果终于回答了科学家思索了数十年的问题：从分子角度讲，皮克实际上发现了不止一种疾病实体。[9]

大约同一时期，作为一家市值百万美元的葡萄酒公司创始人，丹尼·古德曼的表现越来越不合时宜，他终于同意去见一位专门研究认知的神经学家。通过观察丹尼的大脑成像，医生很快就找到了问题所在。和安娜·伊日内茨大脑中一个区域萎缩而另一个区域正常的情况一样，丹尼的大脑也遭受了局灶性损伤，该损伤正慢慢地使他的额叶和颞叶萎缩。听说其家族的痴呆病史后，医生提出这些症状可能并不是偶然出现的。相反，丹尼的病很可能是 DNA 突变的结果。

医生是对的。在丹尼·古德曼的血统中，17 号染色体上的 GRN 基因发生了突变。GRN 基因和所有人类 DNA 一样，都是由 A、T、G、C 这四种核苷酸组成的。在丹尼的家族中，基因里的一个核苷酸从 T 变成了 C，序列从原本的 CCTGG 变成了 CCCGG。正是这个最初在祖先身上偶然发生的微小变化，改变了丹尼的性格。

被确诊为额颞叶痴呆后，丹尼脱口而出："你听到了吗？我疯了！"年迈的父亲去世时，他在追悼会上到处问："有人见过我父亲吗？"他在社交媒体上嘲笑孙子的同学。他召妓，并险些因此断送了自己的婚姻。闺房密语突然被宣之于众。亲密关系变得岌岌可危。

朋友们不知道痴呆会导致性欲亢进和失去同理心，觉得无非是些忘记钥匙和约会的问题——电影里对这种疾病的刻画便是如此。大部分朋友离开了。丹尼的妻子不堪重负，拒绝再和少数几个试图保持亲近关系的友人交谈。由于一个DNA突变，她失去了她的伴侣和大部分朋友。

后来，随着丹尼逐步丧失自我，其家属的处境也逐渐轻松起来。冷淡在额颞叶痴呆的晚期占据了主导地位。患者常常几个小时一直坐在椅子上看着墙，没有任何说话的兴趣。最后，额颞叶痴呆患者会与其他痴呆患者一样：虚弱地躺在床上，扯着床单喃喃自语。

"他只是一具行尸走肉。"拉塞尔这样描述丹尼生命中最后的日子，"他卧床不起，根本不说话。"2018年秋，丹尼死于额颞叶痴呆 *。

· · ·

古德曼家族与额颞叶痴呆的交锋远未结束。拉塞尔在得知他的父亲检测出基因突变后，立即想要弄清自己是否也遗传了

---

* 经常有患者问我痴呆患者死亡的直接原因是什么。痴呆造成的后果之一是我们丧失了以往可以保护人体的洞察力和自动功能。这可能导致感染、血栓、跌倒和食欲缺乏等问题，往往会成为痴呆患者死亡的近端原因。

这种基因突变。2015 年 2 月，在一个刮着大风的日子，拉塞尔坐到了一名基因咨询师的对面。他讲述了父亲、父亲表亲和父亲舅父的故事。咨询师画出正方形和圆形——分别代表男性和女性——并将额颞叶痴呆患者填入其中。她问拉塞尔是否确定要进行检测，他并没有出现这种疾病的症状，即使最后证明他携带了父亲的基因突变，也没有现成的药物可以治疗。

"这对我来说不是问题。"拉塞尔向咨询师保证。尽管他已经适应了自己在葡萄酒公司的新角色，但内心深处仍是一位科学家。父亲对知识的内在价值所抱有的信念早已深入他的心底。怀着美好期望，他用两根棉签在脸颊内侧擦了擦，将它们塞进信封，送往实验室。

几周后，他发现自己不仅遗传了父亲的创造力和外貌，也遗传了父亲的 *GRN* 突变。

得知消息后，拉塞尔和妻子去酒吧买醉，大哭了一场。这对夫妇目光呆滞，在震惊、绝望和恐惧之下评估了丹尼的疾病将给家庭带来的伤害。他们想知道怎样才能在悲剧临近的情况下正常地送孩子上学，然后去上班。拉塞尔陷入了抑郁，他一想到自己会成为家庭的负担，心里就充满愧疚。

无论好坏，如惯常所见，拉塞尔在接下来的几个月里就像其他发现自身遗传情况的人一样进入了新的稳定状态。[10]他开始从科学的角度思考额颞叶痴呆，就像这是他作为分子病理学家在职业生涯中遇到的另一种疾病一样。大多数时候，他都在思考自己的基因，但首先想到的还是品酒、喂狗、女儿的成人礼等事务。和大多数人一样，他无法忍受长久的混乱。

"这种疾病可以在你们的身上终止。"他告诉他的三个孩子，声音中有宽慰也有无奈。在拉塞尔看来，设法让家人摆脱折磨比生存还重要。他鼓励子女在生育下一代时采取体外受精的方式。医生可以在实验室里将精子和卵子结合，并检查形成的每个胚胎是否携带 GRN 突变体。没有这种突变的胚胎才会被用来繁衍后代。*他们只要利用这项技术，就能拥有自己的孩子，而且不必担心会遗传害死他们祖父的突变基因。这样，就可以从他们的家族中根除这种疾病了。

科学家或许很快也能找到治疗拉塞尔的方法。医生认为，携带 GRN 突变的人之所以会患上额颞叶痴呆，是因为其细胞产生的重要蛋白质少于正常细胞。为了解决这个问题，科学家发明了既能增加这种蛋白质产量，又能使其免受破坏的药物。

---

* 为了帮助一对夫妇，医生在 1989 年发明了这项技术。他们的第一个孩子患有囊性纤维化，这是一种肺病，当时这种患者的预期寿命不到 20 年。如果这对夫妇在没有帮助的情况下再次怀孕，他们的第二个孩子将有 25% 的概率罹患囊性纤维化。为了消除这种基因突变引起的疾病的遗传风险，医生实施了改良版的体外受精。他们从妻子的卵巢中提取卵子，并将其与丈夫的精子结合，形成了胚胎。然后，医生做了一件前所未有的事：他们从每个胚胎中取出一个细胞，查明细胞囊性纤维化基因的 DNA 序列。研究人员知道携带这种突变的胚胎长大后会成为患有囊性纤维化的婴儿，因此选择了未携带突变的胚胎，并将其植入妻子的子宫。其中一个胚胎发育成了胎儿，9 个月后，这名妇女生下一个没有携带囊性纤维化致病突变的健康女婴。这一过程被称为"植入前遗传学检测"，也就是在将胚胎植入女性子宫之前进行 DNA 测序。

这类似于通过多印钞票或控制开支以增加资本。这些药物还处于人体临床研究阶段，所以我们还不知道它们是否有效。但拉塞尔·古德曼仍满怀希望。

第二部分

叛逆蛋白质

蛋白质是我们在日常生活中最熟悉的食物。只要打开橱柜，你就会看到几乎所有食品，比如早餐麦片、金枪鱼等，都在包装袋一侧的营养成分表里标注了蛋白质含量。摄入蛋白质后，我们的身体会将其分解为各种成分，并重组为维持细胞运转的新蛋白质。我们制造这些蛋白质是为了生存——没有它们我们就活不下去，但它们也能让我们的大脑发生故障。

蛋白质的历史比 DNA 的发现早了将近一百年。当时正值法国大革命爆发，化学家安托万·弗朗索瓦·德·富克鲁瓦躲在巴黎的一个实验室里小心翼翼地通过加热和酸性腐蚀处理动物的部分尸体。[1] 弗朗索瓦是拿破仑的顾问，也是那个时代最无耻的大脑研究者之一，因挖掘棺材以获取人体器官而闻名。[2]

最终，正是动物试验让弗朗索瓦发现了蛋白质。几年后，他已经掌握了如何从动物遗骸中提取三种物质：白蛋白、纤维蛋白和明胶。[3] 白蛋白是一种坚硬的白色物质，会在加热蛋白的过程中出现；纤维蛋白也很坚硬，从凝固的血液和动物的肌肉中产生；明胶是一种糊状物质，形成于煮沸动物肌腱的过程中。* 三种产物来自动物的不同部位，但弗朗索瓦发现它们具有一个共同点：都含有氮。

当时认可这一成就的科学家很少，可能是因为在一个步枪、断头台和革命主宰人们日常生活的世界里，小小的科学发现很难引起关注。弗朗索瓦继续从事其他研究，比如创立公制和扩展元素周期表。在经历了风风火火的科学与政治生涯后，他在 45 岁时突然去世，传闻是未能如愿获得晋升而产生的羞耻加速了他的死亡。[4]

蛋白质科学的早期发展在长达半个世纪的时间里基本处于停滞状态，直到年轻的荷兰研究员赫拉尔杜斯·穆尔德接手弗朗索瓦的工作。穆尔德是一位崭露头角的食品科学家，他最终因为发现了酿造的化学秘密而成为啤酒爱好者中的名人。在查阅弗朗索瓦的旧论文时，穆尔德发现了更为普遍的现象。他找到了一种能把所有生命联系在一起的物质。

按照弗朗索瓦记录的方案，穆尔德自己制造出了白蛋白、纤维蛋白和明胶。他还从小麦中提取了类似的物质，因此可使用的材料不仅包括动物的提取物，还有植物的提取物。为了扩展弗朗索瓦的研究，穆尔德查明了四种不同样本中除氮以外还包含哪些原子。他认为每种样本必定都由独特的原子组成。毕竟，这些样本的来源各不相同。

---

* 你经常能见到白蛋白，只是没有意识到。在做单面煎蛋时，使鸡蛋表面变白的正是白蛋白。

可是，穆尔德的研究结果截然相反。白蛋白、纤维蛋白、明胶和小麦提取物——来源完全不同——均由氮、氧、氢、碳四种原子按照大致相同的比例组成。从分子层面看，这些提取物基本相同。冥冥之中，穆尔德意识到，哺乳动物、鸟类和农作物都含有相同的分子。

穆尔德既兴奋又困惑，他给导师雅各布·贝尔塞柳斯写了一封信，描述了他的发现。贝尔塞柳斯在现代化学史上备受尊崇。他发现了两种元素，还发明了描述化学物质的速记法（至今仍在使用）。贝尔塞柳斯读了穆尔德的信后，惊讶不已。他意识到，如果这些发现正确无误，那么所有生命的基础必然是一种单一的物质。他给穆尔德回了一封信，首次给这种跨生物存在的分子命名，这个名称最终影响了整个生物学领域。贝尔塞柳斯提出"protein"（蛋白质）这个名称，解释说它派生于希腊语单词"proteios"（首要），因为穆尔德发现的一定是"原始或早期的物质"。

贝尔塞柳斯进一步研究了穆尔德的数据，设置了一个模型来解释这种分子的连续性是如何产生的。他认为，蛋白质起源于食草动物吃的植物，而这些食草动物又是食肉动物的食物，于是所有的植物和动物便通过一个共同的分子连接起来。这种观点并不完全正确，但其本质要素已在现代得到了复兴：2017年，科学家提出了一个假设，在地球上孕育早期生命的可能是蛋白质而非类 DNA 分子。[5]

在穆尔德发表研究结果后的几十年里，科学家了解到蛋白质实际上是由一种叫"氨基酸"的小部件串联起来并折叠形成的立体的大分子。在其核心部位，每一个氨基酸都含有相同排序的氮、氧、氢、碳原子，也就是穆尔德在 19 世纪发现的共同的化学成分。这些一模一样的主链会分出千差万别的"侧链"，侧链决定了氨基酸的性质。这种布局方式类似于一只带有吉祥装饰物的手镯，用相同的结构连接不同的装饰物。

科学家将蛋白质比作"自然界的机器人"。[6] 这些分子能够切割、合并和转化其他分子。它们可以提供结构支撑，以维持细胞的形状并调整细胞分裂的动态过程。它们能决定发育中的胎儿手指的生长位置，探测到子宫收缩的时间。甚至头发的质地，即鬈发或直发，也是由蛋白质决定的。我们的细胞中蛋白质含量极高，若除去人体内的所有水分，剩下的就是一堆分子，其中几乎一半都是蛋白质。[7]

蛋白质多种多样、数量繁多，但它们也可能变身暴乱分子，举起叛逆的大旗。本应运输维生素的蛋白质如果进入心脏壁，就会使心脏僵硬，从而无法有力收缩以维持全身血液循环。这种蛋白质还会导致肝脏肿胀，使肾脏停止生成尿液。

对大脑来说，自损蛋白质是一个特别可怕的威胁。它们通常以两种方式制造恐惧。一种是本应保护我们不受感染的蛋白质发动"政变"，攻击我们的大脑细胞；另一种是维持细胞正常运转的蛋白质折叠成异常形状，阻止我们的神经元正确放电。

与 DNA 突变不同，叛逆蛋白质往往会快速损害我们的认知能力，通常在短短几周或几个月内就能将我们从正常状态带到死亡的边缘。而由于这些疾病未在 DNA 中形成编码，我们一般无法在症状出现之前预测谁会患病。历史上，医生对此大多无能为力，只能眼睁睁地看着患者的大脑被有害的蛋白质吞噬。

如今，就其中的许多疾病而言，结果要好得多。有史以来，我们第一次见到有人能从叛逆蛋白质的枪口下存活，并讲述他们的故事。下文就是其中的一些故事。

第四章

末日丧尸：当抗体攻击大脑

劳伦·凯恩在父母离异前的最后一段时间内出生，20 年后她罹患疾病。[1] 她的父亲在一次争吵后搬了出去，再也没有回来看她学走路或学说话。她的母亲打了两份工，以支付公寓的租金，避免自己和三个孩子无家可归。她由一个同母异父的姐姐照料，大多数晚上都在占据了客厅一大半空间的费雪城堡里独自玩耍。

虽然出身贫穷，但劳伦在学业上表现优异。在德语课上，她专心学习新的单词和语法，好像它们是自己的母语一样。她收到了一个针对尖子生的知名暑期项目的录取通知。在高中毕业典礼上，她代表毕业生上台致辞。

上大学时，劳伦开始写小说，写那些出生在不正常家庭里的人物。她的笔记本电脑里装满了被收养的儿童、单亲父母、继父母和寻找父母的故事。"这其实很常见，"她这样描述自己的成长经历，"但没人写出来。"到了拿着文凭、带着衣物被褥回家的那一天，她只想回到学校去写更多的小说。

在 2016 年 8 月的一个早晨，一切都变了。那天，劳伦早早起床走到楼下，她的母亲正从冰箱里拿东西做早餐。两个女人端着咖啡杯聊天，香肠和鸡蛋在煎锅里噼啪作响。她们坐在高餐桌旁的高脚凳上，一边吃早餐，一边悼念最近死去的猫。两人沉湎于已逝宠物的照片中，没有意识到这将是未来几个月中她们之间最后一次正常的交谈。

吃完早餐，劳伦回到卧室睡着了。

"早餐吃什么？"一小时后她问母亲。

"我们已经吃过了。"母亲回答道。她注意到女儿的问话有些奇怪，但没有多想。不用上课，也不用急着完成作业，时间变得无关紧要。劳伦一直在全神贯注地看后世界末日风格的僵尸恐怖片《行尸走肉》，一集接着一集，就像犯了烟瘾。

劳伦又睡了一觉，在中午时醒了过来。"早餐吃什么？"她问。

到了傍晚，她开始发烧、走路踉跄，还在铺着地毯的走廊上绊了一下。下楼时，她紧紧抓着栏杆，力气大到指尖发白。母亲吓坏了，将她扶上车，开车送她去医院。

劳伦坐在急诊室里，意识到周围都是医生和护士，但不记得她们因何而来。"妈妈，怎么了，我们为什么要送你来医院？"她问，没有意识到躺在病床上的正是她自己。"我在浪费时间。"这句话她每隔几分钟就重复一遍，仿佛之前没说过这句话似的。"你觉得我的脑子里有病毒吗？"她问母亲。

帘子拉开，一名穿着手术服的医生走了进来。"今年是哪一年？"他问。劳伦答对了。

"你住在哪个州？"

"宾夕法尼亚州。"

"你能从 100 开始倒数吗？"

突然，劳伦仿若幽灵附体，两手伸向医生的胸部，抓住他的衬衫，把他推到了房间的另一头，还用指甲抓挠一名受惊护士的胳膊。母亲上前安抚，但劳伦把她也推倒在地。急诊室响起一阵急促的脚步声，九名保安冲进病房。他们高声嚷嚷着，伸手去抓劳伦，试图将她控制住。

"她是丧尸，你没看到吗？"劳伦指着一名保安喊道。刺耳的铃声在头顶响起，呼叫着增援。

"她吃 PCP*了吗？"一名保安对劳伦的母亲喊道，后者仍在挣扎着试图从地上站起来。

"哦，我的天哪！"另一名保安听懂了劳伦的话，"她以为自己身处《行尸走肉》的世界。"

· · ·

医生给劳伦注射了镇静剂，迅速将她送进了神经内科病房。她变得越发难以捉摸：有时充满攻击性，有时则平静而困惑。她在《行尸走肉》的世界里进进出出，误把医务人员、朋友和家人当成剧中的角色。偶尔她也会有清醒的时刻，会想起死去的猫，并不停哭泣，还能认出她的母亲，表达对她的担

---

* PCP 学名苯环己哌啶，是一种具有麻醉作用的致幻类药物。——译者注

心。但过不了几个小时，混乱局面就会再次出现。

几天过去了，诊断进展缓慢。医生对劳伦进行了癫痫、中风和感染检查，结果全部是阴性的。血液检查和脑部扫描显示她一切正常。只有在和她交谈的时候，才能明显看出有不对劲的地方。

劳伦的母亲开始对她们的谈话进行录音，希望有朝一日这些录音能对诊断有所帮助。她用手机录制这些谈话，并为其取了一个平淡的名字："2016年劳伦住院音频"。在其中一段标注为"喂食时间；僵尸启示录"的录音中，她记录了自己喂劳伦吃东西时的场景：[2]

"再吃点儿甜瓜？"她问。

"寻找补给，或者寻找我们认识的家人或朋友。"劳伦说。她说得很快，就像在用双倍速度播放电影一样。

"因为末日丧尸？"劳伦的母亲问。她知道，与其说服女儿相信自己脱离了现实，不如在虚构的世界里与她交流。

"是的。"劳伦肯定道。

"好吧，让我们先吃点儿水果。"

"我能听见它们。"

"它们是谁？"

"唔，很高兴见到你，里克。"劳伦顿了一会儿说，用《行尸走肉》中一个角色的名字称呼她的母亲。"我想我只能跑出去，开枪试试。我得走了，我胳膊上还贴着丧尸。很高兴见到你。"

"见到你我也很高兴。"

"现在我身上贴了很多。我都没法动。"

"很多什么？丧尸吗？"母亲问，"它们在限制你的行动？"

"是的。"随后响起了一阵窸窣声。

"你要去哪儿？"

"我在把它们推开。我尽量不弄丢我的补给，"劳伦停顿了一下，"我的腿显然被绑在——"她的声音渐小。然后，她说："这太奇怪了。"语气中更多的是好奇而不是恐惧。

劳伦住院治疗的第二周，她的母亲采取了像所有子女未确诊的父母一样的典型行为。每天早上，当医生走进病房时，她都会准备好一本横格笔记本，匆匆记下医生说的每一句话，要求医生拼出诸如"脑炎""白细胞增多"之类的晦涩词语。她会在她认为重要的词语下方画上横线，等医生离开后再去查阅。

劳伦活在《行尸走肉》的世界里，她的母亲则在 9 英尺见方的小小病房里安了家，住在一把被塞进来的塑料椅子上。* 她日夜看护着自己的女儿，希望总是摇头的医生有一天会冲进房间，宣布查清了劳伦的病因。

激动人心的时刻始终没有到来。劳伦的母亲越来越沮丧，开始在网上寻求帮助。不久，她找到了一篇描述身体产生攻击大脑的蛋白质从而导致疾病的文章。文章中说，有几种有害蛋白质会引起一系列特定的症状，一些会引起癫痫，还有一些会引起强直。有一种蛋白质属于首次发现，会引起年轻女性突然

---

* 劳伦快要出院的时候，我去病房给她换静脉导管。"不用起来。"我对劳伦的母亲说，显然我已经把她吵醒了。她没听我的。等我换好管子，她已经站到劳伦身边，握住了她的手。

精神错乱。"正是这样。"她想，把这个页面收藏起来，准备第二天给医生看。

· · ·

在劳伦的母亲找到这篇文章之前，急诊室的一名保安几乎已经诊断出她的病因了。当劳伦与想象中的丧尸搏斗时，那个保安——他见过很多因服用违禁药物而陷入兴奋的患者——问劳伦是否服用了 PCP。劳伦没有服用这种药，但她的身体制造了一种具有同样效果的蛋白质。

PCP 是一种发明于 20 世纪 50 年代的合成物，旨在解决外科手术中遇到的一个问题。此前，对大多数手术来说，让患者镇静下来的唯一方法是全身麻醉。医生将患者推进手术室，用麻醉剂使其昏迷。但不幸的是，麻醉剂的副作用会阻碍患者自然呼吸。所以医生必须迅速将一根中空的管子插入患者的喉咙，在外科医生进行手术（切除阑尾、修补疝气等）的同时给患者输氧。如果一切顺利，麻醉剂的药效会逐渐消失，医生将呼吸管拔掉后，患者就能再次自主呼吸了。

麻醉对年轻、健康的人来说伤害不大，但会给年老、肥胖和生病的人带来危险，而这些人很可能急需做手术。一些患者在麻醉剂失效几天后才能自主呼吸；一些患者变得需要依赖呼吸管存活；还有一些患者因为医生没能成功用输氧替代人类的心肺功能而死在了手术台上。有时麻醉剂的风险太大，医生会认为患者不适合做手术，切割和缝合本身并没有危险，但麻醉很有可能导致他们死亡。

20世纪50年代，密歇根州底特律市一家制药公司的化学家开始寻找解决办法。他们收集了可能对镇静有用的分子，然后着手修改每种化合物并观察其效果。[3] 他们增减碳原子、氢原子和氧原子，将原料混合在一起，在真空环境下干燥、加热、冷却，接着过滤。最后，他们将这种修改后的物质注入老鼠、猫、仓鼠、狗和鱼的体内进行试验。[4]

他们合成了一种名为PCP的分子，这种分子会产生一种科学家从未见过的效果：它能使动物长时间镇静直到手术完成，并且不会阻碍它们自主呼吸。在接受静脉注入PCP后，动物会失去知觉。科学家可以移走皮肤碎片、折断的骨头，甚至切除一个胃或胆囊，整个过程中受试动物都在持续自主呼吸。[5] 麻醉剂失效后，动物就会醒来，像往常一样开始在实验室里活动。

看到PCP的奇妙效果，该公司的一位科学家说这是"他研究过的最独特的化合物"[6]。科学家设想，PCP的出现可能会淘汰呼吸管。

该公司成功将PCP包装成一款可让患者在手术中保持平静的"安神剂"，取名Sernyl。经过小规模的人体试验，该药物于1963年获得了美国联邦药物管理局的批准。这些白色粉末被运往全国各地的医院。然而，令该公司大失所望的是，出现了可怕的副作用。

在投入使用后的几个月里，药物引起幻觉的情况激增。一些患者感觉自己在太空中飘浮，没了四肢。1/3的患者在药效消退后感到困惑和焦虑。患者变得"吵闹不休、任性妄为"，医生将之描述为"躁狂性兴奋"。原本没有暴力倾向的患者开始攻击医务人员和自己的家人。虽然 PCP 麻醉效果好、药效消退快，但在体内停留时间长达两天，不仅会引起幻觉，还会拖延术后恢复时间。这种所谓的"神药"很快就成为麻醉学史上最大的失败案例之一，而 Sernyl 也在 1965 年被认定为非法药物——距离它获得美国联邦药物管理局批准仅仅两年。

PCP 能使处理情绪的大脑边缘系统独立于外界感知而运作，从而实现麻醉。它会导致人们意识分离。正常情况下受现实控制的感觉成了现实的一部分。攻击性会从大脑深处爆发出来，通常显得恐怖和奇怪的记忆碎片反而让人感觉无比真实。与此同时，外界的信息被屏蔽了。本应在身体疼痛时提醒大脑的神经元反而没了动静，有时还会导致暴力自残的行为。

在分子层面上，PCP 能使神经元外边缘的一种蛋白质不再起作用。这种名叫"NMDA 受体"的蛋白质肩负重任：感知相邻神经元释放的分子，判断这些分子是否相关，然后打开或关闭神经元与大脑其他部位之间的通道。[7] 在此过程中，NMDA 受体会帮助我们收集周围环境的信息，梳理出重要信息，并从经验中学习。

当 NMDA 受体的通道打开时，神经元之间的联结就会活跃起来，使我们掌握新的信息。[8] 我们变得乐于接受教导。但该通道的结构极不稳定。打开时间太长的话，我们可能会遭受癫痫的无情折磨——癫痫发作正是神经元过度互联的结果；打开时间太短，我们可能会丧失记忆，脱离现实，甚至陷入昏迷。

PCP 的工作原理是附着在 NMDA 受体上，阻止通道打开。[9] 这就是 Sernyl 麻醉效果如此好的原因：接受药物注射的患者停止了对手术的关注。他们不知道手术刀会引起疼痛，无法识别刀子对肉体的切割和拉扯。而麻醉师也不知道，患者此刻正被他们脑海中浮现的场景支配——无论这种替代体验多么暴力和激烈。曾经的"瘾君子"、神经学家马克·刘易斯写道："PCP 的深奥，在于美化自己。"[10] PCP 使用者只生活在他们头脑中的世界里，其他事情似乎都无关紧要。*

劳伦·凯恩未使用过 PCP，但她的身体制造出了一种叫作"抗体"的蛋白质，产生了同样的效果。抗体附着在她的 NMDA 受体上，阻止了通道打开。因此，她像 PCP 使用者一样陷入了想象中的现实，唯一的不同在于：PCP 的药效在几天内就会消失，而劳伦的极度兴奋将要持续几个月。从分子的角度来说，由于身体长期制造这种有害抗体，她就像是在进行 PCP 静脉输液一样。

• • •

我们的免疫系统历经几百万年的进化，才具有预防劳伦所

---

* 由于药效不可预测，PCP 在过去十年里一直是美国最不受欢迎的滥用药物。自 21 世纪初以来，裸盖菇素（迷幻蘑菇）和麦角酸二乙基酰胺（LSD）重新兴起，而 PCP 的使用率持续下降。2017 年，美国大麻吸食者新增人数比 PCP 使用者新增人数多 300 万。PCP 的使用率如此之低，一些医院甚至把它从一线药物检测清单中删除了。

患疾病的功能。普通人会产生100亿种不同的抗体，每一种都像杀手一样以特定的分子为目标。[11] 我们一生都在预防性地制造抗体，尽管并不知道将会遇到什么样的威胁。这些抗体伺机而动，在血液里循环，在淋巴结中栖息，每一种都在寻找符合其目标特征的外来分子。大多数抗体并没有用武之地，因为我们接触不到供其附着的入侵分子。但有些抗体会遇到完美的附着目标，两者就像拼图一样严丝合缝。当抗体和入侵者成功匹配时，身体就会发出警报，促使免疫细胞行动起来。

该过程的发生遵循一个非常重要的基本原则，即以人体自有分子为目标的抗体必须被消灭。我们既想让抗体对付敌人，又不想伤害自己的细胞。由于产生抗体的过程是随机的，那些针对人体自有分子的抗体不可避免地时不时出现在我们体内。在大多数情况下，人体会悄悄抹杀这些具有自我攻击性的抗体——其中的机制我们尚未完全了解。

不过，有时这种质量控制措施会失败，以人体自有细胞为目标的抗体数量随之激增。当它们到达大脑时，麻烦也就随之而来。

总之，情况会越变越糟。当一种抗体识别出它的目标时，我们的免疫系统就会迅速行动，产生更强的新抗体。在对抗感染或接种疫苗时，由于反复接触细菌或接种了能使我们产生更有效抗体的疫苗，这种产生更强抗体的能力是有益的。但对于劳伦所患的自身免疫性疾病来说，这就成了一个弱点。它让身体对大脑发起了更有针对性的攻击。

这正是发生在劳伦身上的事。患病前几个月，她的右卵巢内长出了一个小肿瘤。肿瘤含有许多不同类型的细胞，包括携带 NMDA 受体的类神经元细胞。劳伦的免疫系统误以为这些受体有害，于是产生了数百万个可附着在受体上的抗体，并将其标记为"消灭"。当抗体在其大脑里循环时，神经元开始吞噬这些 NMDA 受体，使大脑赖以生存的受体越来越少。

抗体非但没有保护劳伦，反而使她精神崩溃。《行尸走肉》中的场景以及她对死去的猫的想念——都是最近几个月的记忆——以失真的形式出现，替代了她眼前的现实。荧光灯、穿白大褂的医生和不间断的血压测量都无法让她相信自己就在医院里。

劳伦的母亲在网上看到了一篇有关 NMDA 受体抗体的文章，她要求医生检查一下女儿自身的免疫性病因。但被医生拒绝了。她后来回忆道："他们仿佛在说：'你懂什么，走开。'"

拒绝却使她更加执着。她对医生说："如果你们不做，就把我们送去愿意做的地方。"因为一直无法确诊，医生勉强同意了。

救护车将劳伦送到了一家更大的医院，结果证明她的母亲是对的。劳伦的大脑受到了一种抗体的攻击，导致她损毁了自己的 NMDA 受体。超声检查出了可能已经长了几个月的卵巢肿瘤，揭示了她的病因。*

检查结果中代表异常的红色数字在劳伦的电子病历上出现

---

* 卵巢肿瘤和 NMDA 受体抗体之间的关联几年前就已被证实。如今，携带 NMDA 受体抗体的女性患者通常会接受卵巢肿瘤筛查，结果发现患有卵巢肿瘤的患者大约占 50%。

后，治疗就开始了。医生开出的第一种药物是大剂量的类固醇药物，用以调整她的免疫系统。第二种药物帮助她摧毁了产生抗体的细胞。第三种药物则充当诱饵迷惑白细胞，削弱它们攻击大脑的能量。最后，外科医生解决了这种疾病的根源：他们将她带到手术室，切除了卵巢肿瘤。

几天后，劳伦开始重新认清现实。[12]"这到底是怎么回事？"她问母亲。她看着墙上的白板，在她意识不清醒的这几个星期里，护士们在上面写上日期又擦掉。她惊恐地看着现在的月份。已经十月了。她不记得前两个月的事了。

· · ·

恢复的过程并不顺利。即使经过治疗，劳伦的心率也变得很不稳定，有时飙升到危险的程度，有时又降得太低，以至于医生担心她的心跳会完全停止。她仍然时不时感到困惑，一方面，她需要时间去清除体内的有害抗体；另一方面，长时间住院本身也会造成定向障碍症状。她已经好几个星期未出门了。除了病房的小窗户，她几乎感觉不到日夜轮回。

2016 年 12 月，自母亲将劳拉送至当地急诊室已过去了三个月，她离开医院前往康复中心。她在病床上躺得太久了，肌肉已然萎缩。她必须进行物理治疗，重新学会走路；也必须想方设法，牢牢记住各种事情。她的记忆力有所改善，但还不算正常。医生说机智灵敏、学识丰富的劳伦迟早会回来，但需要数月的药物治疗和数年的持续练习。更重要的是，她的病随时可能复发。携带 NMDA 受体抗体的患者中 1/5 的人有可能会复发。[13]

2020 年，劳伦的一篇短篇小说入选了全国小说大赛——这是她第一次拿到稿酬。她正在考虑写一本书。"那段时间对我来说还是一片空白，"她回想自己的住院经历时说，"但我其实对此很欣慰。就我听到的那时的事来说，我宁愿自己什么都不记得。"

换成其他年代，劳伦一出现症状就会被送去精神病院，根本等不到查明分子病因。医生会说，她正处于初次精神崩溃常见的年龄。他们会给她开出治疗精神紊乱的处方，嘱咐她的母亲一次不落地去当地药店取药，然后让她回家。然而这些药物根本无法治愈劳伦的病症，因为它们解决不了根本的病因。针对 NMDA 受体的抗体会继续在她的大脑中增加，主宰并抹杀这个在艰难岁月中灿烂绽放的女性。

现在，科学家已经认识到，劳伦所患的疾病只是由人体免疫系统产生抗体攻击大脑导致的几种疾病之一。随着世界各地的实验室不断确认新的病症、发现新的抗体，类似的疾病种类每年都在增加。以前无法医治甚至无法确诊的患者现在已经可以治愈了。他们的思想和生命都得到了拯救。

迈克·贝洛斯就是其中之一。

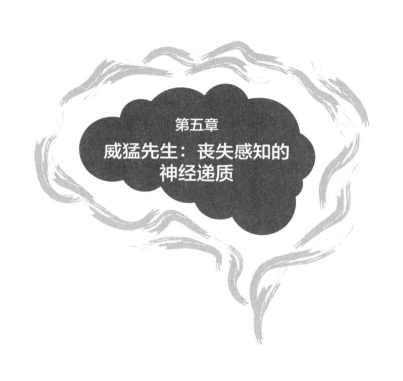

第五章

威猛先生：丧失感知的
神经递质

20 世纪 80 年代初，迈克·贝洛斯在高中走廊储物柜的哐当声里认识了埃米·霍姆斯。[1]迈克长得英俊魁梧，是一名爱骑摩托车、笃信宗教的一年级新生。他出生于一个锅炉工人家庭，深知汗水和坚持对生活的重要性。埃米比他大两岁，身材高挑，很受欢迎，一头金发扎成的马尾总是在其他学生的头顶上晃来晃去。

两人在课间的喧闹中用眼神交流。当背着书包的同学拖着脚步走过时，他们无声地传递情意。埃米会隔着餐厅默默注视着迈克，希望他接收到她的爱意。迈克则会在聚会上和埃米闲聊，寻找她被他吸引的迹象。

时间流逝，就这样过了一个又一个夏天。这种感情并没有进一步发展。少男少女没想到他们互相暗恋，谁也不曾开口表白。埃米高中一毕业就离开了。两年后，迈克也离开了。

迈克在美国海军陆战队服役四年，之后像他的父亲和祖父一样当起了锅炉修理工。他的工作是悬挂在核电站或炼油厂离地 300 英尺的高空中，把重达 100 磅的铁链缠绕在 1 000 磅的大铁块上。他凌晨就开始工作，周末也不休息，若是碰上连续 60 天熔化和铸造金属，才会歇上几天，这时他会到健身房举重健身。他和他爱的女人结了婚，生了两个孩子，最后又离了婚。与此同时，埃米也与丈夫分居了，独自抚养孩子。

高中毕业 20 年后，迈克在家乡的一家杂货店里见到了埃米。他给她讲了许多少年时代的回忆，并很快就吐露了他早年对她的爱慕之情。在两人分别之前，他做了一件在高中时就想做的事：约她出去。

两人时常共进晚餐。迈克拿他们的年龄差距开玩笑，说他多年前对此感到忐忑不安，但现在看来根本无关紧要。埃米发现，在她认识的人里数迈克最多才多艺，无论是去酒吧休闲还是出席正式场合，他都游刃有余。两人慢慢陷入热恋，一起锻炼、一起做饭，互相引见自己的孩子。

迈克购买了前往特克斯和凯科斯群岛的机票，准备在那里为埃米庆祝 40 岁生日。他还在家附近的珠宝店里挑选了一枚订婚戒指，将戒指盒子藏进壁橱，打算在旅行时带上。他想象着自己单膝跪在白色的沙滩上，在海浪声中和埃米紧紧拥抱在一起。

然而，就在他们起飞前几周，生活开始变得支离破碎。

事情始于夏末的一次海滩度假，那是迈克和多年老友一年一度的聚会。他一向温和宽厚，很容易被逗乐，但埃米注意到，在那个周末事情发生了一些变化：迈克在与人说话时避开了眼神交流，转而盯着啤酒瓶或望着大海；朋友们把沙滩椅和遮阳伞摆在一起，他却独自去了海岸的另一端。

到了当月下旬，迈克开始盗汗。埃米早上伸手去摸睡在旁边的迈克，总会发现他浑身湿透。她装了风扇，换了新的洗涤剂，买了用昂贵布料制成的凉席，但都不起作用。

迈克又开始抽烟，尽管他在多年前就戒掉了。这一次他不像高中时那样抽着玩，而是拼命地吞云吐雾，仿佛吸入足够的尼古丁就能把他从日益加剧的焦虑中解救出来。就算是在独处时，他的心脏也跳得又快又猛，似乎一直处于警戒状态。他试图从运动、酒精等事物中寻求片刻的轻松，可无济于事。

在天气渐冷、树叶变黄的时候，迈克和埃米登上了飞往特克斯和凯科斯群岛的飞机。两人都希望度假胜地的暖风能使他们回到过去的轻松关系中。在飞往群岛的航班上，埃米不小心碰到了迈克的膝盖。他突然伸直腿，狠狠地向前面座位的底部踢去。一个陌生人生气地回头看了看。埃米赶紧把手放到了迈克的腿上。

从酒店前台的台阶往下走时，迈克绊倒在了地板上。他看起来比以前更为僵硬，也更易受惊，在他身上已经丝毫看不见锅炉修理工所具有的那种敏捷的天分了。

埃米把行李箱推过酒店房间的门槛，指着那张铺着白色床单的豪华大床说："我们休息一下？"

迈克的表情柔和下来。"我们一起躺会儿吧。"他说。

但过了一会儿，他就把脚往地上一蹬，情绪激动地站了起来，迈着沉重的步子在酒店房间里走来走去，胸腔剧烈起伏。他用拳头砸墙，砸得石灰块砰砰掉落在地板上。灰尘在空中飞扬。

迈克走到阳台门口，开门走上了小平台。埃米从床上就能看见平台下方的空地，那么高的距离，就算是迈克这样魁梧的人，掉下去也会摔得粉碎。她希望他待在那里别动，既不要靠近栏杆，也不要靠近她。她恳求他冷静下来。几秒钟后，她拨通酒店的电话，叫了保安。身穿制服的工作人员迅速赶到，轻声将迈克哄进了一间单独的客房，让他在那里过夜。

埃米睡在他们原来的房间里，凌晨就开始思考是离开小岛回家，还是和迈克重修旧好。前者令她感到无比伤心，但后者又令她感觉极为可怕。她把胳膊伸到迈克原本要睡的那一边，不确定在发现位子空着、床单也干着时，自己是松了一口气，还是感到失望。

第二天早上，幻想破灭的两位度假者在酒店餐厅共进早餐。"你没事吧？"迈克隔着桌子问道。"我不记得昨晚发生的事了。"他想起了那枚仍旧装在方盒子里的订婚戒指。

"你暴跳如雷，"埃米说，"我不得不叫保安。"

"我什么都不记得了。我很抱歉。"

"我最近都不认识你了。"

"我也不知道怎么回事。"

谈话一开始很平静，两人都反复说着希望回到以前的关系。然后，迈克不小心打翻了一杯橙汁。"天啊！"他喊道，猛地往后一退，掀翻了自己的椅子。侍者和客人都盯着他愤怒的身影，正在营业的餐厅似乎静止了。他挥舞着双手咒骂，朝着埃米大吼，然后愤怒地离开了。

这对恋人在特克斯和凯科斯群岛一直待到计划返回的日子，但谁也无心享受原始海滩和干热的气候。迈克想保持冷静，但做不到；埃米在气愤和担忧之间摇摆不定。两人都想知道他们的关系是否会如梦想一般结尾，以重获爱情的喜悦告终。

回家后，迈克的行为变得更加古怪了。一天，埃米发现他在前院坐在摩托车上看着栅栏。他说他被收费站拦住了，并做出手里拿着钱的动作，随后在她的注视下摔倒在了草地上。又过了一天，迈克把埃米当成了车窗外一只被困在网里的蜘蛛。"你还好吗？"他给她发短信说，"外面一定很可怕。"他开始认为自己是美国总统，命令不存在的人执行任务。一天晚上，埃米发现他只穿着内衣和鞋子坐在厨房的桌子旁，手里拿着一根鱼竿。"离开这里，"他说，"我们得出去。"埃米只好叫了救护车。

"走廊里的那个人不是我的朋友吗？"第二天下午，埃米去病房看望迈克时，他这样问道。她转向门口，那里只有医生和护士经过。"他乘坐的是货车吗？还是沙地车？"

迈克开始抽筋，哪怕最轻微的动静也能让他肌肉痉挛。他在特克斯和凯科斯群岛表现出的僵硬突然变成全身痉挛，仿佛触电了一样。他的牙关紧闭，牙齿像刀子一样，几乎要咬断舌头。他的两颊用力上抬，露出牙床，面部扭曲得可怕。医生尝试了热敷法、冷敷法、物理疗法和肌肉松弛剂。但痉挛还在继续，没有得到缓解，就像爆竹一样炸个不停。

为迈克做诊疗的医疗团队在许多诊断之间徘徊，有时会在这种或那种疾病上停留一阵，然后得出结论说症状并不完全符合。似乎没有哪种疾病能解释为什么迈克的身体和思想始终处于紧张状态。几个月来，他在医院和康复机构里进进出出，每次都会增加检查项目，但仍找不到答案。

发病半年后，一辆救护车偶然把他送到了格雷格·麦卡锡医生工作的医院。麦卡锡是个冷幽默行家，瘦长的身影在医院走廊里来来去去。他就像一本罕见神经疾病的百科全书，一位处理离奇案件的"福尔摩斯"。痉挛、焦虑、出汗，迈克的症状正是麦卡锡熟悉的模式。一系列症状都表明了病因。

• • •

对迈克所患疾病的认知可以追溯到他出生以前，那时候研究人员才刚开始了解神经系统的工作原理。那是在 19 世纪晚期——阿洛伊斯·阿尔茨海默和阿诺德·皮克的时代——年轻的西班牙科学家圣地亚哥·拉蒙·卡哈尔有了一个引人注目的发现。

拉蒙·卡哈尔并不像那种能颠覆神经生物学这一新生领域的典型人物。作为一名专横的解剖学家的儿子，他很少循规蹈矩，因此经常挨揍。[2] 10 岁时，他在家里自制大炮，炸毁了邻居的房屋，结果被关进了当地的监狱。在被迫当了理发和制鞋学徒后，他只有靠幻想自己身在别处才能把工作干下去。其间，他开始陪着父亲去墓地收集用于研究的人骨。拉蒙·卡哈尔在黑暗和墓碑的包围中爱上了解剖学。经过多年的正规培训，他成了巴塞罗那的一名教授。在那里，他偶然发现了一个奇怪的现象。

此前，大多数科学家都认为神经系统是单一而连续的。[3]该观点具有实际意义，因为身体的连续性是大脑神经能够远距离控制指尖和脚趾的最明显体现。据此推测神经系统相连是合乎逻辑的。这一观点甚至有微观证据，因为显微镜下详细的神经图像证明，相邻的神经纤维之间并不存在明显的断裂。试验表明，身体的其他部分由单个细胞组成，但科学家认为神经系统不在此列，它由单一的网状单元构成。

然而事实并非如此。1888年，拉蒙·卡哈尔对一些鸟类的大脑进行切片，并将其浸泡在含银溶液中，这种溶液可将神经纤维染成黑色。在显微镜下，他看到样本并不像预期那般有着首尾相连的网状结构。相反，细胞的端点十分清晰。它们邻近，但并不连续。

拉蒙·卡哈尔怀疑人类的神经系统可能也含有单个细胞，于是他将人脑切片放在显微镜下，透过仪器仔细观察，发现了与鸟类样本相同的现象。人类的神经系统和身体的其他部分一样，也由单个细胞组成，这就是神经元。

拉蒙·卡哈尔满怀热情地将相关资料付印成册，打算与其他科学家分享。高昂的印刷费用让他不得不在那一年放弃为自己的五个孩子请保姆。[4]他相信其他人会认可他的成就，于是将这本专著邮寄给世界各地的研究人员，希望得到交口称赞。

然而，国际科学界对他寄出的包裹无动于衷。这种反应让拉蒙·卡哈尔开始陷入自我怀疑，担心同行把他当成骗子。他意识到大家普遍不懂西班牙语，于是后悔用这种语言撰写文章。最后，他将问题归结到了距离上，认为想要说服其他科学家，让他们相信神经生物学的一个核心原则是错的，那就必须和他们面对面地交流，让他们亲眼看到证据。

1889 年，拉蒙·卡哈尔带着显微镜和载玻片去柏林参加了一场会议。[5] 他没有听讲座，而是布置了一间陈列室，展示自己在实验室里的发现。他把自己的显微镜，以及从会议组织方借来的几台显微镜都放在一张桌子上，在每台显微镜的镜头下都放置了一张用银染色过的脑组织切片。

一开始，展览只吸引了几个将信将疑的人，但很快就获得了积极反应。越来越多的参会者排队观看这些微小的图像。到会议结束时，就连最知名的神经解剖学教授也表现得欣喜若狂。整个世界，至少每个在该领域学术上有重要地位的人，似乎都对他的想法产生了兴趣。在随后的几年里，参会者在各自的实验室里重现了拉蒙·卡哈尔的研究以证明其正确性。除了极少数例外，大部分试验结果都与他的发现一致。1906 年，拉蒙·卡哈尔获得了诺贝尔奖。

没过多久，科学家发现这种新的神经系统模型给学术研究带来了一个根本性挑战。如果神经由细胞构成，那么势必有一种方法可以让这些细胞进行沟通。它们必须能"交谈"才行。在一些试验中，研究人员注意到神经元之间几乎挨着，相隔只有几纳米，电信号可以轻松传递；但在另一些试验中，神经元末端和与之通信的细胞前端之间的距离长达 40 纳米。科学家确信有一种方法可以让神经元远距离发送信息，但不清楚这究竟是如何做到的。

后来，一位名叫奥托·勒维的德国神经学家给出了答案。[6]像拉蒙·卡哈尔一样，勒维意外地推动了科学的突破。他从小就喜欢艺术，但在父亲的强迫下开始学医。临近博士毕业，他还在补因参加艺术史讲座而缺席的人体必修课。

多年以后，勒维回忆说他在1921年3月的一个晚上突然想到了问题的答案。[7]当时正是半夜，他抓起笔在纸上草草写下自己的想法，然后又盖上被子睡着了。等到太阳升起，他起床后再看笔记，发现认不出自己写了什么。灵感已经没了。

第二天凌晨三点左右，这个想法又从他的脑海里冒了出来。勒维决定记住它，于是穿上衣服，迎着晨曦走进了实验室。用了不到48小时，他就在那里获得了职业生涯中最重要的发现。

勒维早就怀疑神经元可以通过释放和感知信使分子进行交流，但在此之前一直无法证明此类分子真实存在。最终，是午夜时分乍现的灵感和一次简单的试验为这种猜想提供了证据，并使他名扬天下。勒维在春日朝阳的照耀下兴奋地投入工作，解剖出两颗跳动着的青蛙心脏，一颗连着神经，另一颗没有连着神经。他把第一颗心脏放在装满液体的容器中，然后刺激连着的神经，降低心脏跳动的频率。接着，他将这个容器中的液体倒入盛着第二颗心脏的容器，结果第二颗心脏的跳动同样变慢了。浸泡第一颗心脏的液体中的分子改变了第二颗心脏的行为。正如勒维所料，信使分子是真实存在的。就像拉蒙·卡哈尔一样，勒维也因这一发现获得了诺贝尔奖。

随后几年，神经元释放的分子开始被称为神经递质。这些分子（包括肾上腺素、多巴胺和血清素）现已成为人们熟知的人体成分。它们是无数科学论文和畅销书的写作主题，甚至进入了方言系统。

最小的神经递质，是一种叫作甘氨酸的分子，对我们的放松能力至关重要。甘氨酸能帮助我们在一天结束后放松紧张的肩膀，躺在床上休息。神经元感知甘氨酸的效果，好比我们饮用甘菊茶或服用安定片。

像所有的神经递质一样，甘氨酸也通过附着在细胞外部的受体分子上发挥作用。但迈克·贝洛斯就是在这一步，在感知的关键环节出了大问题。

· · ·

2016 年，迈克一连数月痉挛发作，仿佛破伤风感染或者士的宁中毒似的。* 痉挛发作得如此厉害，以至于只能把他的手脚绑在病床的栏杆上，否则他就会摔倒在地。他的面孔扭成一团，表情极度痛苦，吓坏了他的家人。医生担心痉挛会阻塞气道，于是在他的喉咙里插入了一根呼吸管。

格雷格·麦卡锡看到这些情况后，怀疑迈克的免疫系统产生了一种阻断甘氨酸受体的抗体。要证明这一点，麦卡锡得在

---

* 破伤风毒素和士的宁都能通过影响甘氨酸信号引起剧烈的全身痉挛。破伤风毒素妨碍神经元释放甘氨酸，士的宁则阻挡甘氨酸附着在受体上。

迈克的脊髓液中找到有害抗体。于是在二月的一个下午，一位医生给迈克打了镇静剂，把他摆成侧卧姿态。医生拿出一根六英寸*长的针，将金属斜面刺入迈克背部靠下的皮肤。针尖穿过一个又一个韧带，最后在脑脊髓液中停了下来，医生从中抽出少量的透明液体，将其送去医院另一端的麦卡锡实验室。在移液管和培养皿中，麦卡锡检测到了意料之中的结果：发现了一种附着在甘氨酸受体上的抗体。

历经六个月，看了无数个医生，做了许多检查，迈克的病终于有了结论。他的身体在攻击他的神经。他对一种重要的神经递质丧失了感知。

和劳伦·凯恩一样，迈克也使用了类固醇来抑制免疫系统。医生将抗体从他的血液中去除掉，借助一种药物摧毁了产生这些抗体的原始细胞。迈克不像劳伦那样长了肿瘤，因此无法通过手术切除病灶。谁也不知道为什么他的身体会产生这种攻击性抗体。世界各地的实验室都在研究他的病情，但我们仍然对疾病的诱因一无所知。

接受治疗不到一周，迈克就开始好转。痉挛停止了，头脑也逐渐清醒了。一天，他用黑色马克笔在一块小白板上写道："无论如何，我都不会停止爱你。"他把这句话拿给埃米看。

几天后，他就恢复了自主呼吸。医生调整了呼吸管，使他可以再次开口说话。"埃米，我是迈克，"他在语音留言中说，"我能说话了。给我回电话。"

---

* 1 英寸 = 2.54 厘米。——译者注

不久，医生将整个呼吸管取出。几个月来第一次，迈克开始自主说话。他的下颚和食道也放松得可以吃东西了。他自己从床上站起来，重新学会了刷牙。他练习不同的发音，"ma-ta-ga"和"pa-la-ca"，用嘴唇、牙齿和喉咙配合着发出每一个音节。又过了几周，他被送往康复机构，接受更长时间的物理、职能和语言治疗，最后搬进了埃米家的一楼卧室。

迈克开始筹划再一次求婚。他还不能开车，于是蹒跚着走到原来那家珠宝店——数月前，也就是飞往特克斯和凯科斯群岛旅行之前，他在这里买过一枚戒指。他觉得旧戒指会带来坏运气，就把它退掉，重新选了一枚。他摇摇晃晃地单膝跪在埃米家的厨房里。"我从高中时就爱着你，"他说，"你愿意嫁给我吗？"

第六章

致命笑容：库鲁病与朊病毒

迈克·贝洛斯所患的疾病是由不该存在的抗体引起的。这些蛋白质从合成的那一刻起就对人体有害。它们变得越来越多，这件事本身就证明迈克的免疫系统出了问题。

但是，人体利用蛋白质破坏大脑的方式不止一种。除了产生有害蛋白质，身体还会将正常的蛋白质转化为攻击大脑的蛋白质。问题不在于制造危险的蛋白质，而在于将正常存在的蛋白质变得具有攻击性。

有关这个盟友变敌人的故事要从一种现已绝迹但非常离奇的疾病——"库鲁病"说起。时至今日，库鲁病早已改变了我们对阿尔茨海默病、帕金森病和其他常见神经退行性疾病的认识。研究它的学者获得过两项诺贝尔奖，名扬世界。库鲁病最早被发现于巴布亚新几内亚的偏远高地，那里的部落成员几乎从未走出过自己的领地。

巴布亚新几内亚位于一座巨大的鸟形岛屿的东部，岛屿类似"鸟喙"的部分朝向印度尼西亚，"鸟爪"则指向澳大利亚。

它是世界上最未开化的国家，日常生活中依旧盛行巫术和占卜，相邻的部落也常因口角发动战争。一条高耸的山脉像脊柱一样沿着岛屿从东向西延伸。就在那里，在高山和峡谷之间，一位名叫文森特·齐格斯的公共卫生官员首次发现了库鲁病。

1950年，齐格斯坐在一个沾满油污的麻袋上，开始了去往巴布亚新几内亚的旅途。小型飞机在强风中忽上忽下，引擎发出轰轰的响声。齐格斯坐立不安，他清点了一下机舱中的物品：拖拉机零件、煤油桶，还有三只羊——未来的毛线和鲜奶来源。除了飞行员，齐格斯是飞机上唯一的人类，而前者在到达目的地后仅稍作停留以给飞机加油。

齐格斯一直渴望搬去巴布亚新几内亚。[1] 他出生于爱沙尼亚，辗转欧洲各地上学读书，最近才到德国定居，但受不了那里的"冷战"氛围。他报名参加了澳大利亚的公共卫生服务项目，在履职前接受了短期的培训。当飞机准备降落时，他不禁为能够生活在原生态的自然环境中，远离消费主义的人群而感到兴奋。

在30岁生日的前夕，齐格斯住进了一间摇摇欲坠的村舍，开始在当地医院工作。这家医院简陋且破旧不堪。热带环境下长年积累的污垢塞满了墙壁的裂缝，这种原始的风貌使这座建筑显得生机勃勃。医院里的工作人员几乎从未受过正规的医疗培训。诊断病情往往只靠观察症状，被保存下来的病历少之又少，而且只写着"腹痛""发烧"等结论。

齐格斯被告知仅需看病开药，但他很快意识到自己还得兼任外科医生——当地没有别人能够胜任。早期做的那些失败的手术成了他的噩梦。有一次，一名妇女的小肠鼓出来一圈，她在五天前得了疝气。齐格斯试图切除坏死的组织，但这名妇女的腹腔已经被感染了。第二天，她在痛苦中死去了。还有一次，村民们把一名身体大面积烧伤的五岁男孩送到医院。齐格斯赶紧把哭泣的男孩推进了手术室，切除烧焦部位并进行输液。男孩的心脏还是停止了跳动，齐格斯使劲按压他小小的胸膛，想让心脏重新跳动起来，但一切都是徒劳。

齐格斯渐渐成了治疗这些常见疾病的行家。他学会了处理野猪造成的伤口——虽然当地部落崇拜野猪，但也经常猎杀它们。他能给在耕种和狩猎过程中受伤的患者拔牙和正骨。自从发现一名患者的腿上大量生蛆却以惊人的速度痊愈，他就开始用蛆清洁伤口，这是一种相当经济的做法。

齐格斯也适应了医院之外的生活。他结交朋友，学会用当地语言交流。他去集市上东游西逛，日益融入当地社会，直到五年后偶然发现库鲁病的存在。这种疾病潜伏在农村地区，就连巴布亚新几内亚人都很少耳闻。

1955 年的一个晚上，齐格斯在聚会上遇到了一个年轻的醉汉，他被澳大利亚政府派到巴布亚新几内亚修建公路和学校。这个人给齐格斯讲了一个故事，主人公是他几周前在偏远村庄里见过的一名年轻女性，她坐在一堆篝火旁，胳膊和腿抖个不停，脑袋也摇来晃去，身体东歪西倒、摇摇欲坠，这个澳大利亚人真担心她会滚进火堆里去。当地的部落成员告诉他，用不了几周，这个女孩就会被巫术害死。他们说她被"库鲁"附身了。

齐格斯被吸引了。无论是神经疾病、精神疾病，还是其他疾病，"库鲁"显然引起了他作为当地医生的兴趣。"我可以派一位酋长带你去那儿。"这个澳大利亚人说。

几个月后，齐格斯收到了一份书面邀请。一位自称阿佩科诺的肌肉结实的壮汉送来了那个澳大利亚人的字条。字条用面包树的叶子包裹着，外面用藤蔓捆着。"跟着阿佩科诺，"字条上写道，"感谢您赠予的格罗格酒和青霉素。"

齐格斯和新认识的向导徒步前往福尔部落的领地。阿佩科诺一马当先，一边砍断阻碍道路的树枝，一边提醒齐格斯注意脚下凹凸不平的路面。就算有一位向导，这仍是一片充满敌意的土地。在水中跋涉时，水蛭吸在他们的皮肤上不放。等上了岸，蚊子又成群结队地叮咬他们。晚上，一种比成年人手掌还大、叫作"大力士卡希诺塞拉"（这名字取得很贴切）的蛾子在灯光下飞来飞去。巴布亚黑蛇在他们脚下伺机而动。这种蛇被称为"咬咬"，意思是"咬了一次又一次"，因为它们喜欢反复把毒液注入猎物体内。

经过两天的跋涉，两人来到一个到处是泥巴墙和茅草顶小屋的部落，一条泥泞的小路从这头通向那头一座摇摇欲坠的建筑。阿佩科诺指着门口，一名年轻女性就坐在那边角落的地上。她出神地盯着路人，身体抖得仿佛被冷风吹着似的，可是当时并没有刮风，天气也很暖和。这名女性试图站起来，但因为抖动得太严重，她摔倒在地上，傻笑起来。齐格斯想起澳大利亚醉汉描述过的症状。阿佩科诺确认说，这名女性得了"库鲁"。

几天后，他们来到另一个村庄。肥猪们在房屋之间游荡。一头猪躺在水坑里，一个妇女和一个女孩正在努力地给它捉虱子。虱子是福尔部落人常见的"小零嘴"，但妇女和女孩抖得厉害，根本没法把它们送到嘴里。两人摇摇晃晃地将虱子往上抛，然后张开嘴去接，但没有成功。虱子在空中划出一道弧线，落在地上，钻进泥里逃走了。妇女拼命站起身，又颤抖着倒了下去。女孩看上去不到十岁，她蹒跚地站起来，将身体靠在一根杆子上，眼神空洞地望着齐格斯，露出腐坏的牙齿。她笑了。

几天后，齐格斯回到家，脑海中一直想着"库鲁"受害人的样子。他翻遍所有教科书，试图找到类似的疾病，但一无所获。书中的病例与他和阿佩科诺看见的举止反常、颤颤巍巍的患者没有任何相似之处。他写信给巴布亚新几内亚和世界各地的同行，希望有人能认出库鲁病的症状，并将之与某种常见疾病联系起来。但没人能认得出来。库鲁病似乎是一种新型疾病。

• • •

一年后，齐格斯和阿佩科诺在第二次考察中重聚。齐格斯问起他们之前看到的妇女和女孩。"她们都死了，"阿佩科诺回答，"但和她们一样的人还有很多。"[2]

阿佩科诺带着齐格斯去见儿时的朋友塔卡。两人见到塔卡时，他正在采收甘薯。塔卡跟阿佩科诺一样，拥有宽阔的肩膀和肌肉发达的腿。但阿佩科诺的脸显得年轻紧致，塔卡的脸上却布满了皱纹。他的眼睛里充满焦虑。

三个大男人相互握了握对方的阴囊——这是巴布亚新几内亚部分地区的传统问候方式——而后塔卡放下了手中的甘薯袋。阿佩科诺取笑他的老朋友，说刨土挖甘薯是女人干的活儿。塔卡红着脸解释，他现在是家里唯一有能力种植和收割庄稼的人。他说他的一个女儿几年前出嫁了，另一个女儿在十几岁时死于库鲁病，妻子在生下儿子后，最近也患上了这种病。他指着菜园的一角，他的妻子正蹲伏在那边的地上瑟瑟发抖。她用双手撑着膝盖，将身体转向阿佩科诺和齐格斯，脸上带着齐格斯现已熟悉的标志性的空洞笑容。

旁边的婴儿开始号啕大哭。塔卡把孩子抱过来，交给颤抖的妻子，后者哆哆嗦嗦地安抚起来。塔卡往自己嘴里扔了几块甘蔗和一团猪油，然后把咀嚼过的食物喂给婴儿。他的妻子营养不良，没有奶水。突然，塔卡指着他的妻子，朝着齐格斯发出痛苦的声音。"这个女人不能死。"他对医生说，仿佛苦苦哀求就能让命运高抬贵手似的。

几天后，齐格斯回到家，又开始给同行们写信，请求大家帮忙找出库鲁病的病因。他邀请世界各地的同行到巴布亚新几内亚亲眼看看这种疾病。

他想知道流行病学是否能解释病因，于是派人进入福尔部落收集有关库鲁病起源的信息。部落里上年纪的老人讲述了这种疾病的历史。它于20世纪初首次出现在部落的西北部，先朝东、南面发展，然后向北蔓延。尽管传染原因不明，但库鲁病在短短几代之内就发展成了流行性疾病。与此同时，这种疾病还表现出两个有趣的特性：首先，女性和儿童的患病率远远高于男性，导致大量男性找不到配偶；其次，该病在福尔部落肆虐，对邻近的部落却几乎没有影响。

齐格斯希望从人种的角度解开这个谜团，于是收集了当地动植物、结婚仪式和饮食的信息。他打算第三次前往福尔部落，并且这次还获得了政府的资助。他在一辆越野车里装满了食物和医疗用品，还买了一台用于保存样品的冰箱。就在考察队出发的前一天，突然来了一位访客。

美国科学家丹尼尔·卡尔顿·盖杜谢克博士从巴布亚新几内亚卫生官员那里听说了库鲁病。盖杜谢克执着于科学论证，丝毫不在意自己不修边幅。他是一位杰出的研究人员，同时也目中无人，总是狂热地从事科学研究，对周围的人漠不关心。他要在巴布亚新几内亚寻求一个新的开始。

起初，齐格斯怀疑盖杜谢克的动机。他不确定这位美国人是否理解对库鲁病的研究要以人为本，是否了解这是性命攸关的事。盖杜谢克从未亲眼见过库鲁病给患者带来的痛苦，也没有见过塔卡的眼神。但齐格斯也知道，只靠他自己治不好库鲁病。盖杜谢克足够聪明，正是他希望合作的科学家。于是，齐格斯邀请盖杜谢克加入考察队伍，两人一同动身前往福尔部落的领地。

这对新搭档在库鲁病流行地区的一座简陋建筑里安顿下来，在一张木桌上做试验、检查尸体和用餐。他们请求当地的部落成员捐赠库鲁病死者的大脑，希望能在显微镜下找到这种疾病的病因。很多人都乐于帮忙，期待科学家拯救他们，使部落免于灭绝。他们带着妻子、姐妹和孩子的尸体，穿过恶劣的地理环境，来到临时实验室。在那里，齐格斯和盖杜谢克会保存死者的器官并对其进行评估。在一张拍摄于1957年的照片中，库鲁病感染者的大脑被放在桌子中央的小金属碗中，旁边放着两瓶酒。盖杜谢克正在桌子的一端观察显微镜，而穿着汗衫短裤的齐格斯正在做笔记。两人都没戴手套。

库鲁病是个谜。他们观察了患病者的红细胞和白细胞，对其尿液和脊髓液进行了检测。流行病学表明库鲁病具有传染性，但他们在死者的大脑、血液和尿液中找不到任何存在细菌、病毒、寄生虫或真菌的证据。他们无法确定引起传染的原因。

两位科学家将受到感染的大脑样本寄给世界各地的研究实验室，希望得到帮助。数月后，他们从美国收到了第一条反馈。华盛顿特区美国国立卫生研究院的一位教授在显微镜下检查了这些样本。与正常大脑里那些饱满、清晰的神经元不同，库鲁病患者的神经元呈现出粗糙、萎缩的外观。较小的细胞大规模增殖，取代了濒死的神经元，但在正常的大脑里，这些细胞数量是有限的。这位教授指出，唯一与库鲁病相像的是一种名叫克罗伊茨费尔特－雅各布病的罕见病——半个多世纪后，乔·霍洛韦被诊断出患有这种疾病。

· · ·

即使已步入古稀之年，乔·霍洛韦也没患上什么慢性病。

他不用吃药，很少去医院。作为一名退休的化学家，他精明能干，喜欢捣鼓小器具，自己就能修理家中的所有东西。天气暖和的时候，他会戴上园艺手套和帽子，一连几个小时跪在后院那个打理得干干净净的花坛里鼓捣园艺。他的妻子举止优雅，同他生育了两个孩子，孙子孙女们也在不断增加。每天早上，他总是一边想念他们，一边坐在露台滑动门旁铺着灰色软垫的椅子上填写当地报纸上刊登的"数独"。

2016 年初，乔在平衡性方面出现了问题。1 月 4 日早上，他在起床时注意到了这个问题，第二天、第三天仍是如此。他以前一直保持强健的体魄，但现在腿和胳膊都抖个不停。刷牙成了一件棘手的事。

一周后，乔变得更加笨拙了。他扣不上衬衫扣子，更别提系鞋带了。一天早上，他尝试使用平板电脑，但手指左右摇摆，在屏幕上点开了一个没想打开的应用程序，也不知道如何关闭，最后只好放弃，把平板电脑放在了厨房装饰着斑点的餐台上。他再也不尝试了。

几天后，当妻子问及他手脚不稳的情况时，乔说用不着去看医生。他不相信自己会有什么严重的健康问题，他连一点小病都没有生过。不过，他承认自己无法解释这些新出现的毛病。他不知道自己的身体为什么会发抖。

最终，乔答应去看急诊。他从衣柜里拿出外套穿上，伸手去拉拉链，却动作不稳地打到了衣摆，一次又一次。他的妻子帮他拉好拉链，更加确信一定是哪里出了问题。

乔在医院做了血检和尿检，但检查结果无法解释他的症状。医生建议他再检查和观察一天，并要求他住院。

很快，乔就躺在了一张轮床上，一名技术人员将他头朝前推进巨大的、轰轰作响的管状磁铁。他的大脑图像出现在隔壁房间里的计算机屏幕上。这张图像显示出他的脑组织有受损的迹象，这是在多次检查中第一次发现异常。在他的大脑边缘，一簇本应是灰色的神经元变成了纸一样的白色。

几天后，仍在住院的乔行走更加困难了。得有人扶着他的胳膊，他才能把脚抬离地面。物理治疗变得十分艰难。他讲话开始颠三倒四，这一句没说完就跳到了那一句。他分不清"叉"和"勺"的意思，也分不清"自行车"（bike）和"咬"（bite）的音节。几天前，他还能讲讲冷笑话逗护士们开心，现在却几乎不说话了。他也不再问自己什么时候可以回家了。

住院第二周，乔的大脑继续退化。在医生测试他的思维时，他表现得像一名痴呆患者。他不会画简单的图案，更不会画立方体。最令家人担忧的是，没过几分钟他就忘掉了医生让他记住的一组单词。他正在丧失记忆。

又过了几天，一名身穿灰色工作服的技术人员将一台计算机和一堆缠在一起的电线送进乔的病房。她用臭烘烘的黏合剂在乔的头皮上贴了24块电极片。他的头发四散着竖起，就像受了惊吓，要为那些小片腾地方似的。技术人员在每块电极片上都连接了一根通向计算机的电线。

这些电线检测了乔的脑电活动。计算机屏幕上开始出现活动轨迹。它先是下沉，接着猛然上升，上升得很高，然后再倾斜向下。这样的形状有节奏地反复出现，每秒一次或两次，就像节拍器打出的节拍。这些起伏的线段实际上给出了诊断：乔患上了致命的克罗伊茨费尔特－雅各布病。

医生把乔的妻子叫到会议室，告诉了她这个消息。他的家人从未听说过克罗伊茨费尔特－雅各布病。"这是什么病？"他们问。"您能为我们写下来吗？"他们又问。医务人员同情的眼光和在网络上搜索到的信息，让他们意识到乔将不久于人世。

第二天，一名姑息治疗医生敲开了乔的病房门。"我们到外面谈吧。"乔的妻子冲着走廊示意。"我不知道他了解多少。"医生和神经病学团队仔细研究了乔的预后，认为按照他身体的衰退速度，可能几周内他就会死去。他的妻子也明白，通过饲管维持生命并不是长久之计。尽管护士会叫醒他，给他服药，但他可能活不到药物起作用的时候。血检已无必要。

不久，乔躺在担架上，被抬上救护车送往临终关怀机构。他认不出自己的妻子，也无法在床上坐起来。很快，他就被克罗伊茨费尔特－雅各布病夺去了生命——从退休到离世，只过了一个月。

. . .

1921 年，阿洛伊斯·阿尔茨海默的密友、德国神经学家阿尔方斯·玛利亚·雅各布发表了四篇描述同一种怪病的论文。[3] 在短短几个月内，患病的男性和女性在动作、语言和行为上都出现了严重的困难。他们的手左摇右摆，伸手去拿物品时根本碰不到目标。他们的腿颤颤巍巍，走起路来跌跌撞撞。

他们忘记了一些简单的事实，不知道自己身在何处，也不知道前一天发生了什么。最终，他们失去了书写和说话的能力。此外，许多患者还表现得很幽默，仿佛是在参加一场庆祝活动，而不是在经历自身官能的崩坏。大多数患者都在得病后的几个月里去世了。

雅各布认为这和几年前德国科学家汉斯·克罗伊茨费尔特描述过的一个病例相似，因而错误地将这种综合征归到他的名下，于是后人便将此病命名为"克罗伊茨费尔特–雅各布病"。实际上，克罗伊茨费尔特描述的是另一种疾病。[4]虽然这两个姓氏连在一起极不合适——雅各布是犹太人，而克罗伊茨费尔特很可能与纳粹政权有关——但这个名字还是被保留了下来。

到了 20 世纪 50 年代末，文森特·齐格斯和卡尔顿·盖杜谢克意识到库鲁病和克罗伊茨费尔特–雅各布病在微观迹象之外还存在其他联系。两种疾病引起的症状也类似，都会造成步态不稳和手臂颤抖。患者都会丧失说话和理解语言的能力，通常在一年内病情迅速恶化，直至死亡。齐格斯和盖杜谢克怀疑，库鲁病和克罗伊茨费尔特–雅各布病的病因可能相同。

随后，第三种疾病也被归入其类。1959 年，齐格斯和盖杜谢克在伦敦维康医学博物馆举办了一场关于库鲁病的展览。就在展览结束前，一名兽医学家发现显微镜下的库鲁病患者大脑照片似曾相识，看上去和死于痒病 * 的羊的大脑一模一样。

---

* 称其为痒病，是因为它会导致羊在谷仓墙壁和栅栏上不停蹭毛，直到露出光秃秃的皮肤。

痒病和库鲁病一样，也会导致患者身体左摇右晃。数月之内，这些羊就会变得脚步蹒跚，无法行走，甚至站都站不稳。患病后不到一年，这些羊就会死亡。

这名兽医给盖杜谢克和一家知名医学杂志社各写了一封信，详细说明了患有痒病的羊和患有库鲁病的人在微观上的相似性。[5] 他写道：两种疾病的血检和尿检结果都正常，科学家也没能发现任何致病性微生物。

盖杜谢克当时刚刚回到美国，他一读完兽医的来信就知道该怎么做了。科学家已经证明痒病具有传染性，所以盖杜谢克打算证明库鲁病和克罗伊茨费尔特－雅各布病也可以传染。他小心翼翼地从病死者身上切下脑组织，用化学药品将其变成液体，然后把这种物质注入几只试验用的黑猩猩体内。几个月后，黑猩猩出现了与人类临床类似的症状。试验表明，库鲁病和克罗伊茨费尔特－雅各布病如同痒病，可以"染上"。

盖杜谢克甚至在显微镜下发现了感染的证据。黑猩猩的脑组织被放大后，看上去和库鲁病或克罗伊茨费尔特－雅各布病死者的脑组织一样。神经元一片片消失，留下仿若虫蛀的海绵状结构。该现象很快成为痒病、库鲁病和克罗伊茨费尔特－雅各布病的标志性显微特征，被称为"海绵状脑病"，这个术语一直沿用到今天。* 1976 年，盖杜谢克因这项研究获得了诺贝尔奖。

在此期间，齐格斯退出库鲁病研究，回到了普通的公共卫

---

* "脑病（encephalopathy）"一词源于希腊语，意思是"大脑正在遭受痛苦"。

生工作岗位。后来他在谈及退出原因时，隐晦地表示他"驾驭不了"。*他移居澳大利亚，出版了两本关于巴布亚新几内亚考察经历的书，并于 1983 年去世，享年 63 岁。[6]时至今日，他仍然被盖杜谢克的光芒所掩盖，他的努力也很少得到赞扬。

· · ·

盖杜谢克证明库鲁病具有传染性后不久，该病的流行病学病因也被揭示了出来，那就是福尔部落有吃掉已故部落成员尸体的传统。通常，当一具尸体在等待埋葬的过程中生了蛆时，就可以被分食了。这时，一名女性会用竹刀肢解尸体，打开颅骨。渴望纪念故人的女性会吃掉死者的一部分大脑，并把剩下的部分带回家喂孩子。科学家对库鲁病的起源仍有争议，但对它的传播方式基本达成了共识：库鲁病通过病死者的大脑，在女性与女性、女性与儿童之间传播。

此外，一位人类学家也解释了为什么库鲁病在福尔部落肆虐而邻近部落未受影响。福尔部落盛行族内食人，即吃自己族群的成员，而邻近部落只吃被俘虏和杀死的敌人。这意味着本部落已经存在的疾病并不会在其他部落传染和扩散。1960 年，巴布亚新几内亚宣布食人违法，库鲁病的发病率随之显著下降，几十年都没有再出现新的病例。

---

* 齐格斯退出库鲁病研究的确切原因尚不清楚。此时，对这种疾病的研究已经延伸到了生物学范畴，所以和他在公共卫生方面受到的训练可能相关性不那么强了。

库鲁病灭绝了，但对海绵状脑病的研究仍在继续。科学家发现，这些疾病的致病体破坏性超强。研究人员将受感染的脑组织以 680 华氏度（360 摄氏度）的高温加热一小时，样本依然能够传染疾病。[7]他们摧毁样本中的所有 DNA，但这些组织仍能致命。哪怕被压在载玻片上好几年，克罗伊茨费尔特－雅各布病患者的大脑切片也能使那些打破玻璃并接触到它的人感染而死。

在盖杜谢克因库鲁病研究而获得诺贝尔奖十年后，也就是他因猥亵儿童事件而声名狼藉的十年前，旧金山一名年轻的神经学家找到了海绵状脑病的病因。斯坦利·普鲁西纳博士在艾奥瓦州得梅因市为数不多的犹太家庭中长大，年少时获得过雄鹰童子军奖章[8]。虽然后来他搬到了犹太人居多的费城上大学，但当他成为一名生物化学家，支持不被主流科学家认可的理论时，总会有一种局外人的感觉。普鲁西纳对挑战现状毫无顾忌——这让他成了研究非常规疾病的最佳人选。

普鲁西纳运用排除法寻找海绵状脑病的病因。他将受感染的脑组织样本分成越来越小的部分。每切分一次，他的科学家团队都会检查剩余的样本是否仍具有传染性。该过程类似于使用一套孔眼越来越小的筛子筛面粉。最后，普鲁西纳发现"净化"过后的样本是由比细菌、病毒、真菌和寄生虫更小的东西组成的，它的成分只有蛋白质。

除已知的蛋白质所表现出的无数特性之外，普鲁西纳又给它加上了浓墨重彩的一笔：蛋白质具有传染性。他结合"蛋白质"（protein）和"传染"（infection），创造了"朊病毒"（prion）

这个词，用来指代海绵状脑病的致病分子。[9] 该发现很快成了他毕生的研究方向。1997 年，他因描述朊病毒而获得了诺贝尔奖——这是海绵状脑病研究第二次获得该奖项。

普鲁西纳的数据很有说服力，但也给科学家带来了更多谜题。第一个谜题是，朊病毒要引起传染，就需要繁殖。想想在培养皿上生长的松软霉菌，或者在肺部发炎时聚集成堆的细菌。无论哪种情况，起初数量很少的生物体都能生长和分裂，产生传染性物质团。但蛋白质不能像细菌和真菌那样繁殖。没有繁殖能力，朊病毒不是应该越来越少，直到绝迹吗？

第二个谜题更令人费解。就自身免疫性疾病而言，医生通常可通过识别本不应该存在的蛋白质做出诊断。劳伦·凯恩（见第四章）生病，是因为肿瘤欺骗了她的身体，导致身体产生了一种攻击其 NMDA 受体的蛋白质。迈克·贝洛斯（见第五章）生病，是因为他的身体产生了一种阻挡甘氨酸受体的蛋白质。大多数人不会得这些病，因为他们体内没有异常的蛋白质。

但海绵状脑病的情况不同。这世上每一个人的大脑里都含有朊病毒蛋白质，但像乔·霍洛韦那样死于克罗伊茨费尔特－雅各布病的人仅占七千分之一。[10] 普鲁西纳意识到，朊病毒蛋白质肯定还有另一种决定其是否致病的特性。

他是对的。通过一系列复杂的生化试验，他发现健康的人和海绵状脑病患者体内的朊病毒蛋白质形态不同。[11] 正常情况下，朊病毒蛋白质呈僵硬的螺旋状，就像被拉伸后凝固不动的弹簧一样。而在海绵状脑病患者体内，螺旋打开了，蛋白质折叠起来了。

接着，惊人的一幕出现了：变形的朊病毒蛋白质同化了邻近的正常朊病毒蛋白质。这是库鲁病、克罗伊茨费尔特－雅各布病、痒病发病的关键。错误折叠的朊病毒蛋白质不能自我复制，但能有效引起传染——它们能让其他蛋白质模仿它们。就像在一间放满捕鼠器的屋子里，一个捕鼠器响了，其他捕鼠器也跟着"啪啪"作响，少数错误折叠的蛋白质会让大脑中正常的朊病毒蛋白质变成致命的形态。[12]

现在，科学界普遍认为蛋白质具有传染性。研究人员还发现了其他海绵状脑病，例如20世纪80年代末让英国肉食者闻之色变的疯牛病，以及导致患者严重失眠并早逝的罕见家族性失眠症。朊病毒疾病甚至有望在不久的将来被治愈。2019年，科学家证明一种类DNA分子可以将感染朊病毒的老鼠的寿命延长一倍。*[13] 该方法尚未应用于人体，但对一种随时影响人类健康且始终致命的疾病来说，这是最有发展前景的治疗手段之一。

普鲁西纳提出，朊病毒蛋白质同样会导致常见的神经退行性疾病，如阿尔茨海默病和帕金森病。[14] 大多数科学家对此不以为然，但普鲁西纳坚持"押注"朊病毒——他感觉自己又成

---

* 该研究由索尼娅·瓦尔拉布博士主持完成。她是马萨诸塞州剑桥市布罗德研究所的一名研究员，其母亲死于一种基因突变引起的罕见朊病毒疾病。当瓦尔拉布发现她也携带这种基因突变时，便和丈夫辞去法律和工程方面的工作，重新学习生物化学。如今，这对夫妻经营着美国最有成效的朊病毒研究项目之一。

了局外人。[15]

• • •

乔·霍洛韦的遗孀仍然住在两人以前共同生活的那个精致的家里。客厅完美无瑕，厨房的桌子一尘不染，餐具总是摆放得整整齐齐。一切都还是老样子，除了乔。

有时，她瞥见阅读角，就会想起他一边思考"数独"一边抬头看她的样子：他拿着笔，坐在铺着灰色软垫的椅子上，双腿扭得像默比乌斯带。她设想过他们温馨悠长的共同生活。现在，她的叙述里仍然充满渴望。

如果有人在她外出时打电话到家里，并不会发现有什么不妥的地方。答录电话机依旧播放着他生病前录制的愉快的语音。他听起来是那么自信、温暖而慈爱。这是另一种存在方式，永远年轻，永远能在招待完客人之后仍然欢迎他们。

第三部分

大脑的入侵体和逃逸体

到目前为止，我们已经初步认识了人体内的一些大分子，了解了最大的分子DNA"发脾气"的后果。我们也目睹了蛋白质"叛乱"带来的悲剧——作为单个分子，它们大得让19世纪的科学家怀疑人生。[1]

然而，"劫持"大脑的叛乱者中还有一群小分子。它们的大小远没有DNA和蛋白质那么引人注目，但同样会威胁到认知能力。"小分子"指不超过水分子50倍大小的分子。研究人员创造这个名称，是为了标示分子的大小能否自由进出细胞。蛋白质的平均大小是进出细胞临界值的50倍。人类最小的染色体比这还要大60万倍。

小分子会以两种方式对大脑造成伤害：缺少却必要，或者存在而有害。我把第一类小分子称作"逃逸体"，因为我们依赖它们，没了它们我们会遭受痛苦。维生素就是这类逃逸分子的典型代表：它们对我们的健康至关重要——维生素摄入不足，我们就会生病。第二类小分子包括环境毒素、违禁药物以及人体通常不该有的药物，我把它们称作"入侵体"。这些入侵分子通过破坏大脑和改变神经元放电的方式侵蚀思维。

关于逃逸体的猜想可以追溯到 19 世纪初，当时法国科学家弗朗索瓦·马让迪证明了我们吃什么和我们吃多少一样重要。[2] 马让迪是世界闻名的神经解剖学家，以解剖活体动物著称，经常用钉子把它们钉在手术台上。

马让迪研究营养科学期间，所作所为还没那么可怕，尽管依然致命。当时，科学界怀疑人类生存必须依赖氮，但几乎没有证据可以证明这一点。所以马让迪买了一条狗，只给它吃糖。糖类是一种营养丰富而不含氮的食物。试验狗狼吞虎咽地吃了两周的糖，然后就开始遭殃了。它在几天内瘦得皮包骨头，皮毛下肋骨凸显，一只眼睛的表面产生了溃疡。单一饮食仅持续了一个月，狗就死了。马让迪又用其他食物做了同样的试验，比如橄榄油和黄油，它们也不含氮。在每次试验中，狗都无法存活。

马让迪和他的同事很快就推断出这些狗之所以死亡，是因为它们没有摄入足够的蛋白质，一种由安托万·富克鲁瓦在法国大革命期间发现的富含氮的分子。但今天我们很容易就能发现这种解释的缺陷：马让迪选择的食物不仅缺乏蛋白质，还缺乏对生存至关重要的其他维生素和矿物质。这些狗的死亡不仅仅是因为缺乏蛋白质，还因为缺乏几种关键的饮食元素。

科学界用了几十年的时间才证明，健康饮食需要的不只是蛋白质。那时，马让迪已经去世了，而他的试验则永远载入了反对虐待动物的立法中。

科学家终于意识到人体必需的营养物质不止一种。完全不含蛋白质的柑橘类果汁可以治愈由饮食不当引起的坏血病。一位生理学家和一位化学家在吃了一顿低蛋白餐后，仍旧勇敢地爬上了瑞士的一座山峰。实际上单靠这顿低蛋白餐，并不能为他们探险提供足够的能量。

直到 20 世纪初，卡米齐尔·芬克才最终重新定义了这一领域。芬克寡言少语，为躲避欧洲日益高涨的反犹太主义，只能一边做研究一边在六个国家之间辗转。他出生在波兰华沙，曾因宗教信仰被一所著名的公立学校拒之门外，后来以全班第一的成绩毕业于一所私立学校。20 岁时，他已经取得了化学博士学位。

在其最著名的论文中，芬克描述了人体因缺乏某种特定的膳食营养而出现的状况。他怀疑存在几种由某一特定含氮分子缺乏导致的疾病。鉴于这些分子拥有相同的原子结构，他将这种对人类健康至关重要的营养物命名为"维生素"（vitamine）。该词是"必不可少的"（vital）和"胺"（amine）的结合体。他认为这些分子含有的氮原子和氢原子排列相同，故而使用了"胺"（amine）这个词。*

芬克认为，每缺乏一种维生素都会导致一系列特定症状。他指出某些病因不明的疾病实际上是因为缺乏一种尚未明确的维生素。该理论后来得到了其他科学家的证实。

---

* 事实证明这是错误的。后续发现的许多维生素根本不含氮。因此，"vitamine"被简写为"vitamin"，以去除对胺类的指向。

在 20 世纪的前几十年里，芬克用干劲带动了一大批研究人员涌入营养科学领域。他们只用了 35 年的时间就发现了 13 种维生素——速度惊人，尤其是在两次世界大战期间，研究进展严重受阻。芬克自己也差点儿成了大屠杀的受害者。[3] 就在纳粹占领法国的前几个月，他带着家人逃离了巴黎，把珍藏的所有化学制品、实验室用具和书籍都留在了欧洲。他在美国度过了之后的职业生涯，1967 年于纽约去世。

现在我们知道，缺乏 13 种必需维生素中的任何一种都会导致特定的综合征，正如芬克所说。维生素 B_{12} 缺乏症——通常由减肥手术或素食引起——表现为精神涣散、四肢无力、感知不到胳膊和腿的位置；维生素 B_6 缺乏症通常由药物的副作用引起，会导致癫痫、痴呆和精神错乱；维生素 B_1 缺乏症会使大脑产生错误记忆。在芬克之前，科学界对维生素的认识相当模糊。但如今，它已经成了营养科学领域研究最广泛的课题之一。

· · ·

虽然对维生素等逃逸分子的认知只能追溯到过去的几个世纪，但人类一直相信入侵分子的存在。长久以来，我们都知道服用或吸食所谓药物会影响健康。草药的使用最早不超过六万年前的旧石器时代。[4] 公元前 1550 年的文献记载了吃药治病的方法。[5] 事实上，第一种合成药物也是一个多世纪前才生产出来的。*[6]

时至今日，50% 的美国人至少使用一种处方药，12% 的人每月要开五张以上的处方。而这些药物中 90% 由小分子组成。[7] 过去十年，生物制剂（由蛋白质和类 DNA 分子构成的药物）受到越来越多的关注，但在药物市场中占据的份额仍然又小又不稳定。与蛋白质和 DNA 相比，小分子更耐热，更容易提炼，也更容易制成药片——这些特性使其更便于生产和分发给患者。

这些小分子药物，也就是入侵体，大多会严重影响脑功能。一种小分子可用于治疗由帕金森病引起的震颤，但也可能导致强迫性赌博，患者在服药几周后就会输得倾家荡产。一种用于治疗癫痫的小分子可能导致患者难以在脑海中搜索词汇，使其话到嘴边却说不出口。甚至许多非处方安眠药中的活性成分也可能阻碍思考能力，增加罹患痴呆的风险。[8]

由于大多数人都不会公开自己的药物清单，所以我们相互了解的时候，也不会考虑到我们摄入的小分子会影响彼此之间的互动。我们通常可能不会想到我们每天吞服的药片，或者我们选择装进大脑的入侵分子，将会带来怎样的争吵、爱情故事和悲剧。我们与药物融为一体。我们消耗的小分子也在塑造我们的个性。

---

* 这种药物叫"水合氯醛"，是一种镇静剂，至今仍在使用。

第七章

双面林肯：汞中毒

即使对于亚伯拉罕·林肯这样经验丰富的律师来说，伊利诺伊州起诉"好运"奎因·哈里森案也是个令人胆寒的案件。1859年，哈里森在当地的一家药店与人斗殴，将一把四英寸长的刀子刺向了他的宿敌格里克·克拉夫顿。[1]这把白色手柄的刀子洞穿了克拉夫顿肋骨下方的皮肤，从腹部斜切到腹股沟。他在三天后死去。哈里森则躲藏在当地一所大学的地板下，直到警察将其逮捕。

　　亚伯拉罕·林肯成了哈里森的辩护律师，这是他当选总统前接手的最后一个案件。他着手研究这起事件的细节，希望找到对哈里森有利的证据：哈里森坐在柜台旁边看报纸时，克拉夫顿怒气冲冲地走进了药店，一把抓住哈里森，想把他拖到药店后面去揍一顿，但哈里森扭转身体，使克拉夫顿失去了平衡。两人一同跌进了一堆箱子里。就在那一刻，哈里森在明显没有退路的情况下，拔出一把刀捅死了袭击者。

　　案件的关键在于当地一名牧师的证词。他说他亲眼看到克拉夫顿在临终前认罪，表示对冲突负责。但当牧师在1859年初秋出庭作证时，控方表示反对，称"临终遗言不能作为呈堂证供"。法官表示认同。

"法官大人，我们要正视一切事实，正视每一个细节！"林肯的声音突然从被告席上传来。他的发言违背了惯常的司法礼仪，令人惊讶无比，就连速记员都目瞪口呆地抬起了头。沉着冷静的亚伯拉罕·林肯被激怒了。用一名法庭证人的话说，林肯从椅子上站起来，"仿佛一头突然从睡眠中惊醒的狮子"[2]。他激动地向法官席冲去，在场的人都怀疑他是不是要直接翻越屏障，扑到法官的身上去。林肯愤慨地痛斥法庭和法官。"这是一种愤怒的表现，但我从没见他有过类似的行为。"一名目击者说。

"死者也有发言权。"林肯挥舞着他的长胳膊咆哮道。

"你说完了吗？"法官问道，希望重新获得法庭的掌控权。

"是的，法官大人。"林肯答道。他恢复镇静，回到了自己的座位上。"谢谢。"*

很难想象"正直的亚伯"、这位以沉着冷静著称的天才总统，性情中也有犹如一头斗牛的一面。他的一位白宫同事说"从未听见他抱怨过一句"。其他在林肯担任总统期间曾与其共事的人说他"总是和颜悦色，不发脾气"。这就是为什么大多数人都认为他像华盛顿特区的那座纪念雕像一样坚忍克己。这是他入主白宫后的惯有表现。

---

* 林肯打赢了这场官司，这是他就任总统前参与的最后一次审判。

但在林肯担任总统之前，有些熟人见识过他的另一面。他的首位法律合作伙伴写道："他秉性有多温厚，脾气就有多大。"他的另一位合作伙伴记得"他动不动就会揍人"。林肯有时显得"异常愤怒，如同怒不可遏的撒旦"。[3]

1858年秋天，林肯竞选伊利诺伊州参议员，对手是时任参议员斯蒂芬·道格拉斯。两位候选人之间的关系紧张无比，以至于当他们同意现场辩论时，观众既是为了看政治辩论，也是为了看尖刻的嘴仗。在前三场对决中，林肯始终保持着庄严和冷静。他彬彬有礼，深思熟虑，就像参议员一样。

接着他就变了。

在第四场辩论中，两人就林肯在最近的美墨战争中是否支持军队争论起来。[4]为了寻找能证明他支持过军队的人，林肯搜索了一番观众席，认出道格拉斯的一名支持者曾与他一起在国会任职。林肯用手指着他的老同事，命令那人为他作证。

话音未落，林肯就用手揍住那人的脖子，将他提了起来。据说，他拖着那人向前走，"好似拖着一只小猫"。那人双脚拖地而行，紧张得牙齿咯咯打战。林肯的长手指像绞索一样突然出现，那人的白色衣领被他抓得皱皱巴巴。许多观众都以为他们将目睹一起激情杀人案，而不仅是一场政治辩论。

随后，林肯的一名保镖走上前，从那人的脖子上掰开自家雇主的手。那人瘫倒在地，大口喘着气。观众的惊呼变成了欢笑，仿佛刚才发生的事是有计划的表演，而不是情绪失控。林肯继续侃侃而谈，恢复了他在之前辩论中表现出的冷静态度。

林肯的法律合作伙伴在解释他的脾气时曾说："身心强大

的伟人发起疯来，必然狂暴而骇人。"这位合作伙伴没想到的是——鉴于当时的科学水平，他也不可能想得到——从生物学角度看，可能是入侵分子引发了林肯的愤怒。世界知名的医生、医学史家诺伯特·赫希霍恩认为，林肯之所以控制不住发怒，可能是他的大脑受到了一种叫作"蓝丸块"的药物影响。[5]

赫希霍恩在阅读戈尔·维达尔的历史小说《林肯》时产生了这个想法。在书中，维达尔描述了酒馆老板和药店店员在白宫附近的一场偶遇。醉醺醺的店员吹嘘起他的名流客户。"他的肠道总是不能正常蠕动，"店员这样说林肯，"所以我们给他用了'蓝丸块'。"[6]

20世纪90年代的医生大多不知道"蓝丸块"是什么。医院的处方表和药店的货架上早就不见了它的身影，维生素商店也已经将其停售。但即将退休的赫希霍恩想起半个世纪以前他在医学院曾听到这个名字。他记得，"蓝丸块"的主要成分是汞。

• • •

汞俗称水银，是一种相当有魅力的化学元素。它在常温常压下可以像水一样流动，元素周期表中的其他金属元素都无法做到这一点。要是分出一点水银，它就会形成一堆诱人的珠子。轻轻一推，珠子就会像水滴一样在平面上滚动。金和铂颇具静态美，但水银的神秘恰恰在于它的动态性，甚至让人对物理定律产生怀疑。

水银的药用史，上可追溯到林肯担任美国第16任总统前数千年，下可延伸至林肯遇刺后许多年。直到20世纪，随着流行病学和生物学的发展，人们才发现水银的"暗黑秘密"——它既美丽又危险。

公元前241年，秦始皇将水银视作"不死之药"。[7] 但这种银色物质可能起到了相反的作用。有的历史学家认为其死于汞中毒，享年49岁。为了准备后事，数十万人花费数十年的时间建造了一处设计精妙、灌满水银的安息地。该区域的外围因兵马俑而闻名，但这些兵马俑守卫的陵墓至今仍未开放，因为这座建筑被水银包裹得严严实实，没人敢去发掘。

19世纪初，刘易斯和克拉克在徒步穿越美国期间携带了一种叫作"惊天雷"（thunderclappers）的水银混合物。[8] 这些药片被用于治疗探险队员罹患的各种疾病，从梅毒到黄热病，不一而足。当时的医生认为，水银引起的严重腹泻能清除人体内的毒素——这种副作用后来被证明没什么治疗效果，但对于现代考古事业来说却是幸运的。含水银的沉积物在两百年后依然存在，将这群人排泄的位置标记得明明白白。

到了20世纪初，另一种含汞药物"甘汞"成了牙粉的常见成分。当孩子长出白色的小乳牙时，父母就将这种产品涂在他们的牙龈上。结果，孩子的手指和脚趾开始肿胀疼痛，皮肤脱落。由于新生的肉发炎红肿，医生便把这种病命名为"粉红病"。生产企业在找到致病原因后，从婴儿产品中去掉了甘汞成分。流行病不复存在，徒留父母惊骇地发现，正是他们自己造成了孩子的痛苦。

如今，当人们想到汞，第一反应大多是老式温度计而非药物。如果环境温度上升两度，一块金子的体积不会有明显的变化，而一柱汞的体积却会膨胀到肉眼可见的程度。等温度下降，这种液体又会明显收缩，因此它是观察温度变化的理想物质——除非温度计破裂。

把汞放在装置上，它可以在室温下挥发，也就是从液体变成气体。汞气体无色无味，从鼻孔和嘴巴进入人体后会破坏防御系统，引起中毒。它能通过呼吸道进入几乎所有的器官和组织，沉积在心脏、肝脏、胰腺、肺和甲状腺中。[9] 它能侵入唾腺，导致异常强烈的反应。按 16 世纪一位瑞士医生的话来说，每使用一剂汞，每天就会产生三品脱 * 的唾液。

大脑在汞的面前不堪一击。[10] 它使我们暴露在危险的氧形态之中，改变了神经元内外的钙平衡，使本该休眠的细胞开始放电。[11] 某些形态的汞甚至会破坏赋予神经元长条形状的结构蛋白，使它们无法相互交流。最可怕的是，汞能诱导神经元大规模"自杀"。汞一度被认为是治疗梅毒、抑郁等各种疾病的灵丹妙药，但实际上它只会欺骗神经系统，令其自我破坏。

汞中毒的临床影响同样很严重。20 世纪中期，接触汞的儿童出现了显著的行为变化，时而心灰意懒，时而愤怒暴躁。[12] 许多儿童患上了失眠症，情绪爆发后一连几天无法入睡，有时还会产生抑郁甚至幻觉。

1988 年，田纳西州的一家工厂在更换朽烂管道时造成了大

---

* 　1 品脱 ≈ 568 毫升。——译者注

规模的汞泄漏，这个事件曾经轰动一时。[13] 吸入重金属气体的人变得脾气暴躁，疲劳不堪。他们不再社交，离群索居。许多人都像一个多世纪以前的林肯那样会突然出现暴力行为。

如今，由于实施了工作场所条例，急性汞中毒在发达国家相当罕见。2019 年，在美国毒物控制中心接到的电话中，只有不到 1% 与汞有关。[14] 当前的中毒事件多数源于过度食用金枪鱼、马鲛鱼等含有高浓度甲基汞的海洋动物。[15] 甲基汞是一种含有汞原子、碳原子和氢原子的分子。因为这些鱼大多价格高昂，所以汞中毒在某种程度上已经成了"富贵病"。*

· · ·

为了弄清亚伯拉罕·林肯究竟是不是因为摄入过多的汞而中毒的，诺伯特·赫希霍恩与一名制药专家合作，开始了研究。两人查阅了一本 1879 年出版的教材合集。这本 1 600 多页的巨著罗列了一些现已废弃的药物配方和医嘱，如砒霜（用于麻风病、牛皮癣和疟疾）和金（用于结核病）。在这本书中间的位置，还列出了"汞块"和"蓝丸块"的配方。赫希霍恩说："我们应该把它重新制造出来。"

根据配方，"蓝丸块"含有 1/3 的汞。此外，药剂师还添加了甘草根、甘油、玫瑰水、蜂蜜和木槿花的花瓣，并将混合

---

* 英国歌手罗比·威廉姆斯、《隐藏人物》中的女演员加奈尔·梦奈和《明星伙伴》中的男演员杰里米·皮文都表示他们在采用鱼素饮食后出现了汞中毒症状。

物放入研钵里不断研磨，直到闪亮的球状汞消失，最后将糊状物卷成条切片，做成药片。[16]

赫希霍恩的合作伙伴就像一位四处搜寻稀有食材的大厨。她从生物化学供应公司买来汞，从杂货店买来蜂蜜，又从当地的花店买来木槿花。

她做足准备，穿上白大褂，戴上手套和口罩，以免在研磨材料时吸入气态的汞。混合过程在一台排风扇下进行，这台风扇可以抽吸空气中的悬浮粒子，防止它们扩散至整个实验室。直到汞和其他成分混合成糯糊状，她才将其卷成条，切成药片的形状。

药片准备完毕，但如何测试服用效果仍然很棘手。在现实生活中做试验是不安全且不道德的，所以赫希霍恩设计了一种替代性方案：将药片塞入一个装有酸性溶液以模拟胃环境的密封瓶子里，再用重金属检测仪测量瓶中气体的汞含量。

试验结果表明，塞入一片"蓝丸块"后产生的气体，其汞含量就超过安全剂量30倍。鉴于那个时代的医生大多建议每天服用两三次这种药片，所以患者实际吸收的汞的量可能更高。

2001年，赫希霍恩发表了一篇题为《亚伯拉罕·林肯的"蓝丸块"》的论文。这篇论文提出，林肯在就任总统的前几个月里已不再服用"蓝丸块"，因为他意识到这种药会"让他生气"。赫希霍恩认为，如果时间线正确，这意味着林肯知道药物会损害他治理国家的能力——他有必要停止服药，以免为时已晚。对此，一位著名的研究林肯的学者表示："这对评价林肯的成就影响巨大。"

从那以后，赫希霍恩关于林肯健康状态的论述成了一篇有争议的文献。如今，诊断汞中毒的依据是人体组织中汞含量升高——就林肯的情况而言，这一点根本无法判断。我们没有他的血液或尿液样本可供检测。虽然汞在发丝中的停留时间长达一年，但若林肯在身亡前三年就不再服用"蓝丸块"，那他遇刺后被剪下的头发也派不上用场。

大量二手资料表明林肯服用了"蓝丸块"，但我们找不到证据来表明他开过这种药的处方。伊利诺伊州斯普林菲尔德一家药房的账簿显示，林肯夫妇在1849—1861年购买了245件商品，但其中并没有"蓝丸块"。

赫希霍恩认为林肯故意隐瞒了服用这些药物的事实。他怀疑缺乏证据的原因不是时间太久无法查询，而是人为的结果。一些消息来源认同戈尔·维达尔的说法，即林肯服用"蓝丸块"是为了治疗便秘，但大多数人认为他服用"蓝丸块"是为了治疗抑郁。林肯一生受悲伤困扰，但竞选广告却将他描绘成活泼开朗、精力充沛的人。公开精神治疗方面的事，可能会影响他竞选总统。

斯普林菲尔德的另一名药剂师1861年写给林肯的信或许为赫希霍恩的怀疑提供了佐证。信中写道："我马上照您的吩咐将药寄去。"专家不清楚这些药是什么，也不知道林肯为什么要从其他药房购买常用药物，但赫希霍恩认为真相与"蓝丸块"有关。

决定性的证据依然被掩盖着。研究期间，赫希霍恩在伊利诺伊州的报纸上发现了一篇关于布朗巴克制药公司的文章。这是一家距离斯普林菲尔德20英里 * 的家族式药房，据传曾给亚伯拉罕·林肯开过处方。幸运的是，这家药房直到20世纪90年代仍然存在。

赫希霍恩想知道林肯舍近求远购买处方药的原因，于是给当时的药房老板写了一封信，询问该处方药是不是"蓝丸块"。这位老板以尊重患者的隐私为由，写了一封语焉不详的回信。"林肯选择到所在地区以外的药房寻求医疗和药物服务，无疑增强了我们在这件事上的责任感，"他在给赫希霍恩的信中写道，"很遗憾我不能进一步协助您的研究，但我要提醒您，各种汞化合物是19世纪中期处方药的常见成分。"赫希霍恩认为这是一种含蓄的承认。

十多年后，赫希霍恩还没放弃调查，他再次向那人求助。药店后来关张了，老板去了大学行政部门工作。赫希霍恩写信邀请他去听一场即将举行的关于亚伯拉罕·林肯的演讲，并附上一篇有关林肯和"蓝丸块"的论文作为参考。他希望那人最终能说出那张处方的名称。

但这样的转机并未出现。那人没有去听演讲。"各种研究最有趣的地方，"赫希霍恩后来说，"就在于挖掘不同的兔子洞，然后时不时找到一只兔子。"[17] 至于那张不知名的处方，他仍在调查。

---

* 　1英里≈1.609米。——译者注

第八章
诚实的说谎者：维生素
缺乏症

2018 年，莉萨·帕克的记忆出现了问题。[1]她的大脑不再储存最近发生的事，反而成了孕育未发生事件的沃土。它爱好创造胜于记忆。莉萨自己并没有意识到这一变化，也不知道她的记忆是错的。她在不知不觉中成了一个诚实的说谎者。

莉萨生于 20 世纪 60 年代，还没到能开车的年龄就已经学会了修车。身为一个中产阶级机修工的女儿，她在气缸和活塞的陪伴下长大。到 15 岁时，她已经走遍了美国本土每一个州的赛车道。她穿着皮夹克，留着短发，和父亲一起修理发动机，直到深夜。她经常睡在帐篷和拖车里，双手沾满油污，被磨得粗糙不堪。

莉萨 16 岁时，母亲命令她："你得有点儿女孩的样子。"她说汽车比赛和汽车文化与年轻女孩不搭，那件皮夹克必须扔掉，短发要留长，手也要洗干净并进行保湿和指甲护理。

莉萨一开始很抗拒，最后却迷上了打扮，就像她对汽车着迷一样。她成了时髦的爱好者。丝绸衬衫取代了破洞 T 恤。

休闲裤和细高跟鞋取代了牛仔裤和平底鞋。人造貂皮大衣挂进了她的衣柜。无论走到哪里，不管是杂货店还是剧院，她都光鲜亮丽。

因此，莉萨2002年在当地杂货店的通道里遇见约翰尼时脚踩4英寸高跟鞋就不足为奇了。那时她才40岁，离异，无子女，打算在8条达尔马提亚犬的陪伴下老去。而约翰尼育有4个子女，丧偶但热爱交际，自认相貌平平，不会有别的女性看上他。交往一段时间后，两人在牙买加举行了一场即兴婚礼。

在婚后的前15年里，莉萨悉心照顾着约翰尼及其子女，还有家里的一群狗。她辅导约翰尼的小儿子做代数题，自从生母去世后，他的功课一直不及格。她说服约翰尼的女儿不再逃学。她在冰箱里放满健康食品，还鼓励约翰尼多做运动。她开着一辆红色跑车在城里飞驰，永远马不停蹄。

时间来到2015年，莉萨的双脚就不像以前那样好使了。走路时她的脚趾无法抬离地面，而是朝下低垂，很容易将自己绊倒。在为购买万圣节装饰品而走进一家聚会商店时，她的一只脚在门口的灰地毯上绊了一下。然后她就摔倒在地，断了几根肋骨。

没过一个月，刺痛感从她的指尖蔓延至肩膀，那感觉令她晚上不能入睡，白天无法专心。她尝试洗热水澡、冷水澡，涂抹薄荷霜，服用止痛药。但刺痛感仍在扩散，甚至蔓延至她的嘴唇和舌头。

她很快就意识到，尽管不知道发生了什么，但她无法像往常一样用扳手和坚忍解决问题了。她的脚踝和膝盖相继变得软弱无力。她让约翰尼把椅子和沙发搬到房间中央，这样她不用站着就能借助桌椅在家里四处挪动。

最后，莉萨脱掉她的人造貂皮大衣和时尚休闲裤，换上了一件昂贵的病号服。这种病号服背后的带子系得很松，经常使她"走光"。为了找到病因，她在接下来的28天里应医生要求做了脑部扫描、脊髓成像、腰椎穿刺和神经检查。

医生终于得出结论，莉萨的免疫系统发生了异常。莉萨聚精会神地听他们解释，得知她的身体攻击了覆盖在神经元外面的光滑发亮的鞘。这种覆盖物对电信号从神经元的一端传到另一端至关重要。没有鞘，她的神经就无法相互交流。

在约翰尼的陪伴下，莉萨满怀希望地看着透明袋里的药水顺着长长的管子输入手臂上的血管。*她想象自己能被治好，恢复到几个月以前的样子，再次开着敞篷车在城里飞驰。她回到家中，想着自己的体力很快就会回来。

但药物并没有起作用。莉萨从早上起床就坐在起居室的那把大椅子上，直到晚上爬回房间，椅子上的软垫都被磨破了。她得坐着轮椅才能在家里移动。约翰尼又挪动了一次家具，这次把沙发和茶几挪到了房间边缘，这样轮椅就能在室内转弯了。

到了2018年，莉萨已越来越糊涂。大多数时候，她都忘

---

* 劳伦·凯恩（见第四章）和迈克·贝洛斯（见第五章）在治疗由有害抗体引起的疾病时使用了相同的药物。

了自己已经退休了。她总是起得很早，请求约翰尼从衣柜里拿件衬衫给她，担心上班会迟到。她在看照片时会混淆想象和现实。看到刚出生的孙子的照片，她会编造出一个虚假的分娩故事。看到名人的照片，她会完整地讲述一个与名气擦肩而过的故事。莉萨的记忆不再存储经验和真实信息，而是塞满虚构的故事。幻想篡改了她的记忆，创造出不存在的事实。

莉萨的医生说，她所患疾病为自身免疫病的可能性越来越小了。自身免疫病不会让她虚构记忆，而且会通过她服的药得到改善。原先的诊断有误，又得不到新的诊断，约翰尼心烦意乱，提到了一个他答应过莉萨不会透露的秘密，一个被他忽略的细节：莉萨有酒瘾。就在前几年，家里还到处堆着空酒瓶。小酌会变成滥饮，她一周只有少数时间是清醒的。她喝得多、吃得少，体重一直在下降，瘦削的身材再也撑不起那些她曾经喜爱的名牌服装了。

获得新信息后，莉萨的神经科医生让约翰尼马上把她送到医院。这名医生怀疑她得了维生素缺乏症。150 年前，杰出的俄罗斯精神病医生谢尔盖·科萨科夫首次描述了这种疾病。

· · ·

1854 年，谢尔盖·谢尔盖耶维奇·科萨科夫医生出生在俄罗斯的一个矿业小镇，小镇周围到处是为当地玻璃厂提供原料的石英石和白云石采石场。[2] 科萨科夫的父亲就经营着一家这样的玻璃厂，但年轻的科萨科夫对接手家族企业没什么兴趣。他更热衷于创造理论而不是制造物品，很快他就发现自己的大脑比双手更好用。十几岁时，他前往莫斯科入读医学院，再也没有搬回家乡。

获得博士学位的科萨科夫加入了莫斯科东北部普雷奥布拉斯基医院的神经疾病科室。他性情率直，表情严肃，反对强迫精神病患者绝育的做法，尽管当时世界上大部分地区都采取了这种做法[3]。他丢掉了患者的紧身衣和拘束带，以便他们在病房里自由走动。虽然很多人将精神错乱与道德沦丧相提并论，但科萨科夫认为精神疾病和其他疾病没什么两样，不该被污名化。

1889年6月，科萨科夫在普雷奥布拉斯基医院的走廊里遇见了阿尔卡季·沃尔科夫[4]。时年37岁的阿尔卡季是一位作家，有着典型的作家式焦虑和缺陷。长期以来，他养成了喝白兰地的习惯，以缓解无言的孤独。这一习惯让他在将来的某一天成了俄罗斯最著名的医疗论文之一的研究对象。

阿尔卡季的朋友把他送到医院，希望他能恢复健康。据他的朋友说，他每天都需要别人提醒他该做什么，比如穿这件衣服或吃那样东西。他在谈话时重复自己的话，根本没意识到他刚才已经对同一个人讲过同一件事。时间似乎淹没了一切。每当太阳重新升起，他就会忘掉前一天的事。面对现实和记忆的矛盾，阿尔卡季既抗拒又强硬。他不承认自己的大脑出了问题。

阿尔卡季的腿和胳膊也变得无力了，走起路来像老年人一样，在医院大楼里蹒跚而行。剧痛蔓延到他的四肢，折磨得他在病房里失声喊叫。但当护士来到他面前时，阿尔卡季又常常茫然无措——他已经不记得刚刚呼救的事了。

阿尔卡季的写作事业受到了极大影响。看着一个月前收到的编辑的来信，他不记得以前读过这些文件。回顾生病前写到一半的文章，他也记不起原来设想的高潮或结局。所有没写在纸上的东西都从他的记忆里消失了。"患者忘掉了最近发生的所有事。"科萨科夫在描述其严重的遗忘症时写道。

阿尔卡季仍然可以解决逻辑问题。他能对一个有争议的话题进行激烈抨击，能玩牌，能在下棋时走一步看十步，一边移动棋子一边预测对手的反应。但一旦工作人员拿走棋盘，他就会忘记这场比赛。

"患者不记得自己做过什么，但会说一些从没发生过的事。"科萨科夫后来写道，记录了这种疾病最显著的特点。阿尔卡季认为自己写过一篇短篇小说，实际上他只是在生病前构思过。他会讲述前一天去远方的经历，事实上他已经虚弱得下不了床了。住院期间，他弄丢了两枚金币——他为数不多的财产中的一部分，然后编造了一个复杂的盗窃故事。在这个故事里，他的姐夫抓着金币跑过来对他说："瞧啊，阿尔卡季，你再也看不到这些金币了。"他的头脑里充满了会扩展为完整记忆的碎片。他成了一名诚实的说谎者。

后来，阿尔卡季的四肢彻底不能动了。他仿佛被一件无形的紧身衣束缚住了，只能躺在床上，呼吸逐渐缓慢，胸腔不再起伏。与科萨科夫相遇仅仅几个月，他就病故了。

得益于尸体剖检，科萨科夫发表了一篇研究阿尔卡季病情的论文。[5]他描述了在阿尔卡季的脊柱和四肢之间伸展的神经遭到破坏的情况，这导致他的大脑无法指挥他的腿和胳膊。科萨科夫写道，这就是阿尔卡季虚弱到下不了床的原因。早先有医生将这种疾病命名为"多发性神经炎"，因为它会影响全身的很多神经元。病因尚不清楚。

多发性神经炎此前尚未被深入研究过的这一面——阿尔卡季出现的严重混淆记忆的症状——成了科萨科夫的标志性成果。他描述了阿尔卡季的大脑如何创造虚假的记忆，如何准确想起生病前发生的事而记错生病后发生的事。科萨科夫的名字很快就与多发性神经炎有时伴生的认知异常联系在一起。这些症状以"科萨科夫综合征"为名被写入医学史。[6]

科萨科夫并未找到这种疾病发生的原因。他怀疑病因是酒精中含有的毒素，或是人体在饮酒时产生的毒素，但他没有进行试验以证明他的理论。相反，在之后的十年中，他把精力花在了为精神病患者争取权益上。44岁时，他两次发作心脏病，两年后死于心力衰竭。在莫斯科那个他为之奉献了一生的科室的庭院里，至今仍立着一座用红色花岗岩雕刻的半身像。雕像下方的石牌上写着："谢尔盖·谢尔盖耶维奇·科萨科夫，科学家、精神病学家、思想家，人文主义者。"

• • •

大约在科萨科夫发表论文的同一时期，研究员克里斯蒂安·艾克曼也对多发性神经炎产生了兴趣。[7]艾克曼当时是一位年仅30岁的科学家，以优异的成绩毕业于医学院，师从当时最优秀的生物学家。

艾克曼在 19 世纪末加入了荷兰军队，随后被派往爪哇岛，处理在驻地部队中爆发的多发性神经炎问题。这种疾病以惊人的速度蔓延至整个军营。前来接受训练的士兵原本身体状况良好，但在部队服役几周后就开始四肢无力。在一家陆军医院，一天之内就有 18 人死于这种疾病。此外，这种疾病也在非军事人群、囚犯和船员中间暴发，仅是死于多发性神经炎的荷兰人就数以千计。

起初，艾克曼像科萨科夫一样，认为多发性神经炎是由毒素或感染引起的。但他检测了诸多毒素，没有哪一种能引发这种疾病的症状。[8] 他又在显微镜下寻找导致所谓感染的有机体，结果什么也没发现。

碰巧，艾克曼在实验室里养了一群鸡作为研究对象。当他的科学试验不断失败时，这群尚未投入试验的鸡也开始死亡了。它们不像正常的鸡那样死于细菌或打斗。相反，它们死于与荷兰士兵相同的症状。鸡在栖木上摇摇晃晃，挣扎着站直。待到两条腿站不起来时，它们会摔倒，压在无力挥动的翅膀上。它们呼吸的节奏缓慢得可怕，简直气若游丝，直到完全停止。

艾克曼想知道是否可以将这些鸡用作多发性神经炎的动物样本。为了观察疾病的传染性，他从垂死的鸡身上提取体液，注射到健康的鸡体内。不久，健康的鸡就病倒了——这表明多发性神经炎确实可以传染。但试验也存在不合理的地方：作为对照组的鸡没有接受注射，而是被转移到实验室的一个单独区域，但还是染上了疾病。再怎么隔离也救不了它们。这一发现令艾克曼十分困惑。他对多发性神经炎的可传染性产生了怀疑，但也没有发现新的机制。

几周后，疾病在艾克曼没有干预的情况下竟然消失了。病倒的鸡逐渐好转。之后几周，鸡群中也未出现新的病例。艾克曼还没动手，某样东西就帮他治愈了这种疾病。

艾克曼怀疑答案就在动物的饲料里。他和实验室管理员谈了谈，想知道鸡吃了些什么。"6月，我们为了省钱，给鸡喂了军用厨房剩下的精米。"那人对艾克曼解释说，后者注意到喂食精米三周后这种疾病就出现了。"但在11月，换了一个顽固分子当厨师，他拒绝把军用大米喂给这些鸡。"由于预算微薄，还有一整笼的鸡要喂，管理员只好继续喂鸡吃糙米，糙米比士兵们吃的精米便宜。改吃糙米后不过几天，这些鸡就恢复了健康。[9]

艾克曼熟悉政府运行机制，他迅速将研究发现应用到关押了30多万囚犯的100多所荷兰监狱里。他将监狱分成两组，一组采用精米饮食，另一组采用糙米饮食。过了几周，多发性神经炎病例就从供应糙米的监狱消失了。糙米长期以来被认为不如精米可口、优质，结果却是治疗多发性神经炎的"灵丹妙药"。

数年之后，同一机构的两名荷兰研究员弄清了糙米有而精米没有的东西是什么。[10]两位科学家买了四个齐腰深的木桶，又从将糙米加工成精米的印度工厂买了碾磨废弃物。他们认为这些废弃物里含有预防多发性神经炎的营养物质。

通过一系列复杂的生化步骤，研究人员从废弃物里提取出了一种白色的晶体物质。200公斤碾磨废弃物只产出了1.4克有望治愈多发性神经炎的物质。他们兴奋地把这些白色晶体喂给生病的家禽，结果令人惊叹。

患有相当于鸟类多发性神经炎的家禽在吃了少许这种白色物质后几乎立即病愈了。科学家根据这种神秘因子具有抗多发性神经炎活性的特点，将其命名为"抗神经炎素"。后来，研究人员发现这种晶体含有硫元素，便将希腊语"硫"（thio-）和几十年前发明的"维生素"（vitamine）结合起来，将其改名为"硫胺素"（thiamine）。

得益于俄罗斯科学家和荷兰科学家的接力研究，硫胺素成了历史上第一种从食物中提取的维生素[11]。它的发现为研究人员识别另外12种小分子铺平了道路，这些小分子共同构成了今天公认的人体必需的维生素家族。

· · ·

硫胺素虽是一种小分子，但在神经系统中起着重要作用。[12]它让我们能够合成信使分子，赋予神经元相互交流的能力。其中一种分子叫乙酰胆碱，因阿尔茨海默病而闻名，患者体内缺乏这种分子。因此，科萨科夫综合征患者出现某些与阿尔茨海默病患者相同的记忆症状不足为奇。[13]

硫胺素还能保护我们免受危险氧形态的侵害，否则这些氧形态便会毁灭我们的脑细胞。[14]这些所谓"自由基氧"往往会破坏我们的 DNA 和蛋白质，导致灾难性的认知损伤。有了硫胺素，我们就能用化学方法消除这种威胁，使我们的身体机能免受伤害。

当我们的神经元从糖中获取能量时——这至关重要，因为大脑是人体中代谢最活跃的器官——也离不开硫胺素的帮助。没有硫胺素，我们很难把面包、意面等碳水化合物转化成为思考提供能量的分子。

现在，我们知道大量饮酒会阻碍肠道对硫胺素的吸收，甚至会减弱人体利用已吸收的硫胺素的能力。这就是阿尔卡季发病的原因。然而，究竟为什么缺乏硫胺素会导致记忆出现问题，会影响这些人而不是其他人的认知，至今仍不清楚。生物化学与虚构情节之间的联系还缺少一个环节。

· · ·

打开莉萨·帕克的电子医疗记录，翻到实验室研究那一栏，你会看到一项检查结果。得知她酗酒成瘾之后，医生在2018 年安排了这项检查。莉萨的硫胺素水平被标红，表明其处于危险的低水平状态：每升 34 纳摩尔，还不到正常水平下限的一半。导致她混淆记忆与现实的，是硫胺素缺乏而非自身免疫问题。抗体没有攻击她的大脑，一杯又一杯的酒精使她成了逃逸分子的受害者。她的虚假记忆源于分子问题。早在一百多年以前，科萨科夫的患者就因相同的问题而备受折磨。

看到莉萨的硫胺素水平，医生开始给她注射维生素。每天注射三次，静脉导管会将浓缩硫胺素直接注入她的血管。没几天，她的硫胺素水平就升到了正常标准。她的部分神经受损严重，无法对注入的药物做出反应，但其中一些吸收了维生素，开始重新生长。她又能端着咖啡杯坐在床沿上了，有时能准确说出年份和月份。虽然她还远不具备开着红色敞篷车在城里飞驰的能力，但有望找到回去的路。

由于神经平均每天只能生长一毫米，莉萨的康复期会长达数年。她用了三个月的时间才能正常地进行吞咽以维持体重，不用再靠饲管度日。几个月过去了，她每天大部分时间仍坐在起居室那张柔软的椅子上。一年前，她也是这样坐在那儿，直到医生发现她缺乏一种维生素。

但到了2019年，莉萨已经能自己穿衣服、涂睫毛膏了。她还能按下电动牙刷上的圆形按钮，这是在职业治疗师指导下完成的一项壮举。她在那个夏天庆祝道："我第一次能挂着助行架，走进车库，打开车门，靠自己坐进车里。"每完成一项任务，她就离最想做的事情更近一步，那就是踩下油门，驶向广阔的前路。

第九章

"污秽派对"：糙皮病

20 世纪初，美国东南部居民开始死于一种奇怪的疾病。在随后几年内，它成了美国历史上最致命的一种疾病。报纸描述了这个神秘杀手制造的"恐慌"。300 万成年男女和儿童感染此病，近 10 万人病死。这种疾病在人群中肆虐了 25 年，直到医生发现他们只需要不到 10 美分就能治好一个患者，而且治疗方法很简单。

　　故事要从 1907 年夏天南卡罗来纳州的农村说起，一名育有 8 个孩子的中年母亲的额头、鼻子和脸颊长出了粉红色的皮疹。[1] 几周后，她的消化系统出现了问题。她的肌肉消失了，皮肤像窗帘一样挂在手臂上。等到秋天丈夫把她送到南卡罗来纳州立精神病院时，她已经语无伦次，无法与子女交谈了。

　　尽管医生竭尽全力，这名妇女的症状还是恶化了。她几乎说不了话，好不容易说出连贯的几个词语，往往也没人能听懂。她分不清楚白天和黑夜，可能在凌晨两三点醒来，然后从早上一直睡到晚饭时间。她越来越虚弱，就连抬起四肢都成了难事，就好像侵袭其思想的疾病也吞噬了其血肉的活力，徒留曾经健壮而今孱弱的身体。

不久，又有两名出现同样症状的患者被送到精神病院。其中一名患者是个 30 岁的女管家，她几乎变成了哑巴，只有别人问话时才会开口，只会说一些没什么意义的音节，说不出完整的句子。她丧失了语言功能。她时而面无表情，时而激动不安，还会胡乱攻击周围的人。她的手背和脚背上都长出了硬硬的皮疹。她的胃也严重不适。"如果是钩虫病，"有位医生在她的病历上写道，"那我可完全没见过这样的症状。"

第三个患者是大约在同一时间来到精神病院的一名男子，同样表现出意识错乱、胃部不适和皮疹三种症状。他滔滔不绝，不停地胡言乱语，其中还夹杂着脏话。此人话里话外都是宗教，还以耶稣的名义宣告，声称他传达的是上帝的旨意。当医生询问他的病史和家庭情况时，他哑口无言，什么都不记得了。

住进精神病院仅仅 20 天，这名男子就离开了人世。两名妇女也同样病逝。*很少有人意识到，这三个病例就像火山爆发前喷出的烟雾。

美国的大多数医生甚至从未听说过这种致命疾病。它就是可怕的"糙皮病"（pellagra），往往会导致意识错乱、皮疹和腹泻。一个世纪以前，人们就以意大利语"皮肤"（pelle）为

---

* 第一名妇女住院三个月后死亡。第二名妇女，也就是女管家的死亡日期没有记录。

基础命名了这种疾病。专家们早就知道它曾在欧洲肆虐，却在教科书中宣称美国人对其免疫。当局认为，毕竟本国几乎从未报告过糙皮病病例。

但是几个月后，医生就开始明白教科书错得离谱，糙皮病近在咫尺。到了 1912 年，这种疾病成了美国许多精神病院最常见的致死原因。它蔓延至监狱和孤儿院，杀死成人和儿童，甚至还感染了不常出门的穷困农民家庭。一年内，仅南卡罗来纳州就报告了三万多例糙皮病。40% 的患者最终走向了死亡，而这个天文数字还在不断增长。[2] 这个国家比以往任何时候都更需要能够控制疫情的人。他们需要约瑟夫·戈德伯格。

· · ·

1914 年，美国卫生局局长要求约瑟夫·戈德伯格博士解开糙皮病之谜。戈德伯格是一位足智多谋的公共卫生官员，9 岁时从喀尔巴阡山脉移民到曼哈顿下东区。他的父亲在城里开了一家小酒馆，常差遣他给附近的顾客送货。据说，年少的戈德伯格在提着食品袋去送货时，会把书藏在自己的夹克里。他常倚靠在房屋门廊或昏暗的公寓走廊上埋头读书，沉浸在书中的世界里，将城市的喧嚣抛在脑后。

身为一名公共卫生官员，戈德伯格到华盛顿特区研究过伤寒，到墨西哥城研究过疟疾，还曾前往密西西比州控制黄热病疫情，赶赴新奥尔良抗击登革热。其间，他不小心感染过黄热病、斑疹和伤寒。他裹着毯子蜷缩在马桶上，对感染并不感到意外。他很清楚，每一项任务都可能使他身体不适，甚至更糟。

美国卫生局局长提出要求的时候，39 岁的戈德伯格正在底特律研究白喉。"这无疑是卫生局面临的最棘手、最紧迫的问题之一。"局长在给他的信中写道。

当时，人们围绕糙皮病的病因展开了激烈的争论。一种观点认为，是变质玉米中的毒素导致了糙皮病。该观点的捍卫者是一名严厉的医生，他因主张根据面部结构给人定罪而闻名。还有一种观点认为，糙皮病是由飞虫传播的病原体造成的。该观点由一名自负的传染病专家提出，他是黄热病病因的发现者。[3]

大多数政客都极力反对玉米变质理论，原因显而易见。控告玉米并将其从美国的饮食中剔除，等于颠覆了美国的整个农业经济。当时，靠玉米每年能赚 15 亿美元。正如一名官员所说的，这足以"抵销美国的有息债务，同时支付巴拿马运河和50 艘战列舰的费用"[4]。另一方面，传染理论可以让政府把疾病归咎于穷人。因为糙皮病患者大多处于社会底层，所以病因可能就是不讲卫生。

通过研读医学出版物和相关会议的记录，戈德伯格逐渐认为糙皮病病例的共同点既不是吃了变质的玉米，也不是被飞虫传染，而是营养不良。他怀疑糙皮病的病因是身体缺乏某种物质，而不是入侵身体的毒素或传染。

戈德伯格指出，在医院和孤儿院照顾糙皮病患者的人群几乎从未被传染。他们经常一天 24 小时与糙皮病患者待在一起，吃同样的变质玉米，被同样的飞虫叮咬，但仍然神奇地没有患病。

1914年3月，戈德伯格告别妻子和孩子，登上了前往弗吉尼亚的火车。他在美国南部奔波了几周，考察了精神病院、监狱、孤儿院和医院——这些都是糙皮病流行的地方。他记录每个地方的患者，收集工作人员和被管理对象的食谱。他甚至四处寻找可能传染糙皮病的昆虫，但没有找到。

相反，戈德伯格发现糙皮病患者的饮食特别单调。他们往往每顿饭都吃相同的食物。"这种差异与饮食有关。"几个月后，戈德伯格在一份畅销报纸上写道。[5]

戈德伯格呼吁政府多向高危地区贫困家庭发放牛奶、鸡蛋和肉。这是他提出的第一个治疗糙皮病的官方建议，但他并不指望该建议会被接受。对于一个濒临世界大战的政府来说，专欺穷人的糙皮病根本没那么重要。如果拿不出具体的试验证据和不会耗尽国家资金的解决方案，戈德伯格的建议就无法给糙皮病流行的地区带来任何实质性改变。

因此，戈德伯格做了他该做的事情：开展试验，查明疾病暴发的原因。他在密西西比州杰克逊市找到两家十多年来每年都会暴发糙皮病的孤儿院。[6]幸存的孩子大多还记得那些没活下来的伙伴。

戈德伯格更改了这两家孤儿院的菜单，增加动物制品，同时减少碳水化合物。孩子们每天喝14盎司*牛奶。早餐配给鸡

---

* 　1盎司≈28克。——译者注

蛋，午餐配给豆类。玉米松饼每周只在餐厅出现一两次——远少于之前。

研究结果令人大吃一惊，原本计划用两年时间结束试验的戈德伯格提前做出了报告。一家孤儿院的患病儿童数量从 105 减少到了 1。另一家孤儿院的病例数则从 67 下降到了 0。"今年这里没有出现糙皮病。"戈德伯格提及第二家孤儿院时自豪地说。他指出，恶劣的卫生条件和过度拥挤——两者都会增加传染风险——在试验过程中并未发生变化，进一步证明了传染理论的荒谬。"我们得出的结论是，适当的饮食可以预防糙皮病。"他写道，希望试验证据得到认可。

但科学界不为所动。一些研究人员批评戈德伯格没有设立持续摄入更多玉米、更少蛋白质的对照组。另一些研究人员指出，糙皮病患者不只是儿童，研究结果可能不适用于成年人。还有一些研究人员反驳说，如果糙皮病确实源于饮食，那么食物的选择一定也能导致健康人患病——这一点戈德伯格尚未证明。

戈德伯格对这些批评早有预料，已经开始了他最具争议的试验。糙皮病在密西西比州的医院和孤儿院里很常见，但几乎没在该州的监狱中出现过——那里的饮食非常多样。在州长的支持下，戈德伯格招募囚犯参与了一项研究，以确定饮食变化是否会导致糙皮病。

起初，囚犯将试验项目当成机遇。80 个人竞争 12 个名额。饮食计划包括饼干、米饭、果汁、番薯和玉米粉——让囚犯眼花缭乱的一份菜单。州长同意赦免所有参与者，只要他们协助完成全部研究。对于其中 7 名因犯谋杀罪而被判终身监禁的囚犯来说，参与试验是重回自由世界的唯一机会。

然而，加入所谓糙皮病小组，给参与者带来了可怕的孤独，甚至会面临生命危险。他们被迫远离家人和未参与研究的囚犯，以防止偷带食物或吐露痛苦。一名参与者的精神几近崩溃，以至于试图越狱。另一名参与者写信给州长请求提前结束，称这是他所遭受的最严重的折磨。当试验终于结束时，参与者列队走进密西西比州州长的办公室接受赦免，一名记者发觉这些人"苍白、虚弱、消瘦，其中两三个人几乎走不动路"。《杰克逊每日新闻》以《他们吃出了自由》为题报道了这次赦免。

12 名参与者中有 7 个人在研究过程中疑似患上糙皮病。沿用监狱食谱的因犯中则没有出现病例。距离戈德伯格开始研究不过几年的时间，他就已经证明了只要改变饮食就能治疗、预防和诱发糙皮病。

密西西比州监狱的数据公开后不久，戈德伯格收到了来自世界各地的贺信。诺贝尔奖提名委员会的一位科学家说他的研究值得在斯德哥尔摩占据一席之地。媒体将他奉为英雄，称赞他"虚怀若谷"。一些记者甚至猜测接下来他将治愈癌症。

随后，负面反馈如潮水般涌来。《巴尔的摩太阳报》刊登了一篇社论，批评戈德伯格为释放因犯创造便利，认为在"高尚"之人身上做试验可以避免"放走那些患有比糙皮病更严重的道德疾病的人"。[7] 哥伦比亚大学的一名教授指责戈德伯格捏造试验结果。[8] 一位医生在重要的医学会议上宣称他不会假装是不良饮食引起了糙皮病，这是对听众的侮辱。其他医生无视现实中的贫困，辩称如果糙皮病能用当地商店就可以买到的东西治愈，就不会持续几百年了。[9] 他们认为，如果膳食缺乏假说是正确的，那么糙皮病患者就会自行痊愈。

因此，戈德伯格决定背水一战，这是一个极端的选择。为了让同行相信糙皮病不会传染，他甚至尝试让自己患上这种疾病。他和妻子以及 14 名志愿者（大多为健康专家）展开了标准化感染研究：接触一切可能的体液以感染糙皮病。[10] 他希望这些后来被称为"污秽派对"的试验能够彻底推翻糙皮病具有传染性的观点。

1916 年 4 月 25 日，戈德伯格用棉签擦拭了一名糙皮病患者的鼻腔和喉咙，然后将黏液涂在自己的鼻子里和喉咙上。他从患者手臂的静脉中抽取血液样本，然后将 6 毫升浓稠的液体注入了自己的肩膀。戈德伯格还在一位自愿参加试验的同事身上做了相同的事，这位同事对他的研究充满信心。"效果——"他在笔记本上记录道，"两人都感觉注射血液后的肌肉在一两天内又痛又硬，其他的什么也没观察到。"

三天过后，戈德伯格做了更大胆的尝试。他从两名糙皮病患者的皮疹上刮下碎屑，将这些碎屑和这两名患者的 4 毫升尿液与另一名患者的 4 毫升粪便混合，加入小麦粉调和，然后把糊状物搓成药丸。为了防止胃液杀死可能的传染源，他预先服用了一种能降低胃液酸性的药物。总之，戈德伯格吞下了自制的药丸。

在试验后的头两天里，戈德伯格有腹胀感，但在其他方面几乎没有什么不适。到了第三天，腹胀演变成腹泻，他一天要上好几趟厕所。

身体还没完全康复，戈德伯格就用数名糙皮病患者的血液、皮疹碎屑、尿液和粪便样本重新做了试验。另外四名志愿者也加入了试验，他们越来越相信戈德伯格的理论，因为他还好好活着。戈德伯格的妻子也坚持要加入试验，因此成了第五名志愿者。戈德伯格坚决不让她吞下那些装着粪便的胶囊，但同意在她的腹部注入一份从女性糙皮病死者身上提取的血样。这对夫妻婚后大部分时间都天各一方，寄情于鸿雁传书，共同加入污秽试验使他们感受到了一种与科学有关的不寻常的亲密。

1916 年春天，戈德伯格进行了第七次污秽试验。除了触之即痛的淋巴结和短暂的腹泻，他没有在参与试验的志愿者身上发现什么显著的负面影响。试验进行了六个月，没有一名志愿者患上糙皮病。少数参与者会有短暂的胃部不适，但戈德伯格认为这在意料之中。"考虑到摄入了大量的污物，"他写道，"这些反应极其轻微。"

在所有志愿者中，只有戈德伯格参与了全部的七次试验。他并未受到什么永久性的伤害。他没有感染糙皮病，尽管试验内容令人反胃，且永远不可能得到当今伦理学家的认同。

然而，批评声并没有消失。有观点指出，戈德伯格只证明了糙皮病不可能人传人。如果传染理论没错，那么糙皮病的传播可能需要昆虫作为媒介，而污秽试验基本忽略了这种可能性。还有一些批评者质疑为何戈德伯格只选择白人男性作为试验对象——白人男性被认为最不容易患上糙皮病。

戈德伯格决定扩大研究范围以回应批评。此前，他对糙皮病的每一项研究都局限于小众人群：囚犯、孤儿、精神病患者，以及自愿参与污秽试验的同事。他意识到，要想让批评"熄火"，就得研究大众。

因此，他前往南卡罗来纳州专事纺织的村庄开展了最后一次人体试验。这片土地独处一隅，几乎所有居民都在纺织厂工作，赚取的工分也只能在厂里的商店使用。这意味着他们只能在商店售卖的商品中选择食物。更重要的是，如此一来，戈德伯格就能通过梳理收银账簿了解众人吃了些什么。

戈德伯格对比糙皮病患者家庭和健康家庭的购买情况，发现了一个数量上的差异：健康家庭购买的鲜肉和牛奶是患者家庭的两倍，购买的奶酪是患者家庭的四倍。虽然大家带回家的卡路里总量大致相同，但吃掉哪一种卡路里决定了他们是否会患上糙皮病。他再次指出，问题在于患者的饮食中缺少一种营养。

纺织村庄的试验结果公布后，传染理论终于失去了立足点。其支持者试图将注意力转向肿瘤学，徒劳地辩称癌症就是由蟑螂引起的。相比之下，戈德伯格的研究数据似乎更加明确。最后，大多数公共卫生专家都相信了糙皮病的根源在于膳食缺乏。

・・・

即使成了美国上下公认的糙皮病权威人士，戈德伯格仍然无法确定糙皮病患者的饮食中缺少了什么营养。为了找到答案，他从人体试验转向动物试验，重点研究了一群患上"黑舌病"的狗，这种病的症状与糙皮病类似。他研究了 15 年，直到去世，其中将近一半的时间都花在了精心调整狗的饮食上。

整个研究过程单调乏味又旷日持久，但最终获得了回报。1928 年，戈德伯格发表了一份报告，论述了他喂给病狗的 16 种食物。[11] 他指出，玉米、胡萝卜和西红柿对黑舌病的预防毫无作用，但少量的牛肉、动物肝脏、鲑鱼和蛋黄可以阻止病情恶化，即使是营养不良最严重的狗。戈德伯格想在治疗黑舌病的食物中寻找一种特有而常见的营养物质，并很快就开始怀疑缺失的分子可能是尚未发现的 B 族维生素之一。

他是对的，但没能活到发现真相的那一天。1929 年，戈德伯格死于肾癌。又过了将近十年，科学家才弄清楚这种缺失的维生素是什么。他四次入围诺贝尔奖提名，但从未获奖。戈德伯格在去世后成了糙皮病故事中最知名的角色，世人在书籍和科学英雄故事中争相颂扬他所展现出的坚持不懈的科研精神。他的原始笔记被送到美国国家医学图书馆保存，预防糙皮病的营养物质也被临时命名为"维生素 G"。

．．．

戈德伯格去世后不久，生物化学家康拉德·埃尔维耶姆接过了他的接力棒。生性安静的埃尔维耶姆在威斯康星州的农场长大，玉米的生长曾使他惊奇不已，幼苗逐渐长出玉米芯和玉米粒，在短短几个月内就从一株新生植物转化为维持生命的作物。[12] 出于对农业的热爱，埃尔维耶姆选择投身于营养科学领域，20 世纪 30 年代中期，他在着手研究糙皮病时，已是该领域颇有名气的人物了。

埃尔维耶姆在研究戈德伯格的论著时发现，在狗和人身上进行的试验都存在根本的局限性：戈德伯格设计的饮食不只缺少一种维生素；同样，他找到的治疗性食物也不只含有一种维生素。不进行分子研究，就不可能确定哪一种维生素是所谓"维生素 G"。这就是戈德伯格在职业生涯晚期步履维艰的原因——他一直依赖于自己在公共卫生方面的经验，但那时已经需要用到生物化学方面的知识了。

解决办法是将某种已知的能够治愈黑舌病的食物分解成不同类型的分子，然后检查哪一种分子可以治病。埃尔维耶姆选择了动物肝脏。

上述试验的简化版本在家里就能做。比如，想确定是哪种成分会使柠檬水变甜，你可以加热一杯柠檬水，直到水和柠檬汁完全蒸发，然后品尝剩余的物质，你会发现它很甜。如果继续分析其化学结构，你会发现自己刚刚分离出了糖。这样，你就能证明是糖而不是水或柠檬汁使柠檬水变甜。

埃尔维耶姆带领团队选取了 400 克动物肝脏，然后用专门分离不同类型分子的化学制品进行处理。[13] 经过几天的多步骤操作，科学家制作出两克有望治疗黑舌病的无色固体物质，留下了满水池的脏盘子。

这种物质表现得就像灵丹妙药。只摄入了少许，患有黑舌病的狗就几乎立刻康复了。食欲增加，体重上升，狗又变得顽皮起来。在三天的时间里，除了埃尔维耶姆实验室提供的这点补充物，它们的饮食没有任何变化，但此时你根本看不出这些狗在 72 小时前还濒临死亡。

埃尔维耶姆进一步发现，这种物质含有碳、氢、氮和氧，其比例看上去也十分眼熟。[14] 从原子结构上讲，"维生素 G"和一种叫作"烟酸"的小分子几乎一模一样。

其实，创造出"维生素"这个词的生物化学家卡米齐尔·芬克早在几十年前就发现了烟酸。当时芬克一直在寻找治疗多发性神经炎的方法，但他失望地发现烟酸对这种病不起任何作用——这不足为奇，因为我们知道这种病的根源在于缺乏硫胺素。虽然芬克怀疑糙皮病是由维生素缺乏引起的，但他没有意识到治疗这种病的方法就在他的实验室里。而且，一直到他退休，烟酸样本都还放在他实验室的架子上。全世界等了 20 年，才等到康拉德·埃尔维耶姆把这些碎片拼凑完整。

一个烟酸分子的重量仅为一个 DNA 核苷酸的 1/5，但对细胞的生存同样重要。我们通过胃和小肠吸收维生素，再通过血液将其运送到肝脏——戈德伯格曾发现该器官富含预防糙皮病的因子 *。肝脏可以将烟酸转化为 NAD（烟酰胺腺嘌呤二核苷酸），这种分子至少是 400 种蛋白质正常发挥作用必不可少的物质，其重要性远胜于人体内的其他类似物质。[15]

NAD 最广为人知的作用是帮助身体从糖类分子中获取能量。没有它，我们很难把食物变成"燃料"。由于皮肤和肠道中的细胞频繁复制、分裂，而大脑里的细胞代谢非常活跃，所以这三个器官系统尤其容易受到 NAD 水平下降的影响。这也是糙皮病会表现出典型的皮疹、腹泻和痴呆症状的原因。

但 NAD 的重要性并不局限于它在消化糖类方面的作用。[16]这种小分子在修复受损 DNA 时也必不可少。它有助于确定遗传物质片段延伸时是被包裹着紧密盘绕，还是沿着一条被认为与衰老有关的线笔直展开。最近，一些科学家甚至考虑能不能通过在饮食中补充 NAD 来减轻时间对人体的影响。[17]

在埃尔维耶姆发现烟酸能治疗狗的黑舌病后不久，医生开始让糙皮病患者服用这种维生素。北卡罗来纳州一名 42 岁的

---

* 我们主要从饮食中获取烟酸，但我们的身体也可以将一种叫作"色氨酸"的氨基酸转化成少量烟酸。

农民罹患糙皮病已经 15 年了，他体重只有 90 磅，每日服用 60 毫克烟酸。[18] 首次用药 24 小时后，他就胃口大开。后来，他还回忆起了方向，当医生问起他在哪里、今天是周几时也能正确地回答。6 天后，他就"完全恢复理智"了。到了第 12 天，开裂的鳞状皮肤恢复了弹性。"治疗效果好得惊人，"照顾他的医生们写道，"烟酸很便宜，治疗这个患者花了不到 10 美分。"距离糙皮病在南卡罗来纳州立精神病院首次出现已经过去了 30 年，距离约瑟夫·戈德伯格为做试验将糙皮病患者的血样注入自己体内也已经过去了 20 年，康拉德·埃尔维耶姆终于发现了治疗这种疾病的方法，而治疗花费仅相当于今天的 1.8 美元。

埃尔维耶姆的研究最终解释了糙皮病在美国南部流行和消失的原因。20 世纪初，随着南卡罗来纳州及其邻近州的棉花种植面积越来越大，糙皮病第一次变成大问题。佃农没有了种植蔬菜的土地，只能靠地主提供的谷物生活——这些谷物通常是经过加工去除了胚芽的玉米，而胚芽正是烟酸的主要来源。到了 20 世纪 10 年代末，一种叫作"棉铃象甲"的害虫侵袭了该地区的棉花作物带，佃农开始在这片不再适合棉花生长的土地上种植自己的食物。农业生产的改变降低了糙皮病的死亡率。许多年后，棉铃象甲的数量逐渐减少，棉花经济开始复苏，糙皮病的发病率也随之激增。数以万计的人死于这种疾病，数以千计的人遭受了毁容性皮疹、严重腹泻和神志不清的折磨。到了大萧条时期，你也许以为糙皮病会灾难性暴发，但实际上它的死亡率下降了 50%。由于棉花价格处于历史最低点，佃农开始种植南瓜、豌豆、秋葵等蔬菜，这些蔬菜轻轻松松就能提供足以预防糙皮病发生的烟酸。[19]

20 世纪 30 年代末，人们对糙皮病以及美国大多数维生素缺乏症发动了最后一击。由于第二次世界大战即将爆发，美国上下开始考虑分配救济食品的问题，全国各地的烘焙公司与美国食品和营养委员会合作，要求在面粉中添加烟酸、硫胺素等维生素和矿物质。添加营养物质的成本不值一提：花上几美分就能为一个人提供几个月所需的维生素。《纽约时报》以《超级面粉》为题报道说："与营养学家的劝诫相比，战争将为大众带来更多维生素。"[20]

参与营养配料立法的面包师担心"烟酸"（nicotinic acid）会让顾客感到困惑，因为它听起来就像"尼古丁"（nicotine）。这种担心是情有可原的。比如《面包里有烟草》这样的标题已经出现在了民间出版物中。[21] 为了化解这种疑虑，烘焙公司成立了一个小组委员会，集思广益，为"nicotinic acid"寻找替代名称。他们创造出"niacin"、"niamin"和"niacid"，并最终选择了"niacin"。

第二次世界大战结束时，糙皮病的发病率已急剧下降。全美各地的人经常从面包、麦片、玉米粉和粗燕麦中摄取烟酸。农业技术的进步消灭了佃农产业，因此农民纷纷涌入城市，依靠营养强化食品生存。人类终于制服了烟酸这种曾对数百万人的大脑造成威胁的逃逸分子。

结 语

　　自一个多世纪前第一次发现阿尔茨海默病以来，患者的平均寿命几乎没有变化。除了改进版诊断工具和稍能减轻症状的药物，阿尔茨海默病患者面临的可怕遭遇与阿洛伊斯·阿尔茨海默 1901 年遇见的奥古斯特·德特尔的遭遇没什么不同。同样，亨廷顿病也像过去一样，会让患者四肢乱舞、思维混乱。而克罗伊茨费尔特 – 雅各布病患者仍在迅速死亡，无一例外。

　　但我们探索认知障碍的方式已经开始改变。我们比以往任何时候都更了解突变体、叛逆体、逃逸体和入侵体。在一百年前，本书中探讨的每一种疾病都无法治疗。但在今天，大多数疾病都可以预防，有些甚至能够治愈。认知神经学领域已经沿着分子特异性的道路迈出了第一步。认知障碍被视为分子问题，需要从分子层面制定解决方案。

　　我们已经看到这种转变产生了结果。2011 年，科学家发现了额颞叶痴呆最为常见的遗传病因，[1] 这种疾病使丹尼·古德曼大脑失控，失去同理心，还险些毁掉他的葡萄酒公司（见第三章）。DNA 突变与 10% 的额颞叶痴呆有关，同时也与肌萎缩侧索硬化（ALS）有关。在体外受精技术的帮助下，世界上数以千计的人拥有了防止后代遗传基因突变的能力。医生可以从人们的家族血统中剔除基因错误，同时仍能让他们孕育下一代。对于那些基因突变携带者来说，一项使用类 DNA 分子预防症状发生的临床试验已经展开 *。[2] 发现突变体不到十年，我们已经有望找到一种治疗方法——这样的进展速度前所未有。

快速成功的典范还包括对 NMDA 受体脑炎的研究，这种疾病将劳伦·凯恩困在了《行尸走肉》的世界里（见第四章）。研究人员找到病因后不过一年，就确诊了 100 多个病例。在过去的 20 年里，科学家记录了另外 11 种由抗体攻击神经元表面分子引起的疾病。每一种抗体都会导致一系列独特的症状，当今世界的神经学家都能辨认出患者出现的这些症状。随着新抗体的不断发现，更多的患者得知了自己所患疾病的分子解释，其中大多数人现在能完全康复。

攻克维生素缺乏症是我们在分子生物学上取得的最大胜利之一。20 世纪初，糙皮病位列美国南部居民死亡原因的第十位；[3] 如今，糙皮病几乎在美国销声匿迹。硫胺素缺乏症也是如此。现在，那些酗酒成瘾的患者在就医时会被要求服用预防

---

* 这项试验正在对 ALS 患者进行研究，ALS 的病程往往比额颞叶痴呆进展得更快，因而能在研究中更快地得出结果。不过，针对额颞叶痴呆的类似试验也即将展开。

剂量的硫胺素——这是一种廉价而简便的方法，可以起到预防作用，避免患者像莉萨·帕克那样在不知不觉中将从未发生过的事情植入记忆。

上述研究之所以能成功，完全是因为神经学家和科学家下定决心要与导致认知疾病的分子做斗争。在许多情况下，研究人员要面对来自同行的压倒性批评。一些研究人员错将关键结果展示给了完全不感兴趣的同行，一些研究人员被公开挖苦，还有一些研究人员还没看到自己的工作取得成果就去世了。

但现在，寻求治疗痴呆的科学家得到了越来越多的认可和资金支持。2014—2019 年，美国用于痴呆研究的联邦资金增加了 17 亿美元。截至 2021 年 2 月，美国国家老龄化研究所支持了将近 300 项旨在改善痴呆预防、治疗和护理情况的临床试验。资源的增加在一定程度上反映了我们对认知能力下降规模的日益了解。[4] 到 2050 年，世界范围内痴呆患者的数量预计将增加两倍，除非我们能找到改变这一趋势的办法。

所以，我们站在书中这些研究人员的肩膀上，一路走到这里，走到了分子诊断与治疗的边缘。

· · ·

在我自己的诊所里，每次看诊时我仍旧会使用认知诊断工具。我从患者和他们的家人那里收集信息，查看大脑扫描图，观察器官表面起伏的纹路和内部紧密排列的结构，并做出诊断，估算患者患上这种疾病或那种疾病的可能性。我们讨论预后和用药——只有少数药物能稍稍改善认知能力，大多数药物都只是有助于控制痴呆患者日常生活中产生的抑郁、焦虑和躁动。

接着，我们会谈论最前沿的医学问题，商讨参与研究的可能性。过去，神经学家几乎是盲目地招募痴呆患者，仅依据症状、认知测试和大脑结构对参与者进行分类。结果往往使不同类型的患者混杂在一起，接受同一种专门针对某种疾病的药物治疗，但实际上很多参与者并未罹患这种疾病。在分子水平上，我们对试验参与者的大脑状况一无所知。

如今，这一切都已改变。绝大多数痴呆临床试验都植根于与分子有关的数据。我们不仅依据症状，还依据大脑、血液和脊髓液中的分子招募志愿者。在阿尔茨海默病药物试验中，我们通常会使用一种新型的脑扫描技术来检测志愿者大脑中是否堆积了确诊所需的斑块和缠结。对额颞叶痴呆这种病来说，许多试验现在都需要对志愿者进行基因测试，以证明其携带的突变对正在研究的药物有反应。亨廷顿病也是如此。现在相关药物试验同样需要证明志愿者的亨廷顿病基因中携带了达到致病数量的 CAG 序列重复。这些改变反映了一种正在形成的共识，即痴呆不是单一的疾病，而是由不同的分子异常引起的症状——每一种症状都应该得到专门的治疗。在治疗令人恐惧的常见大脑疾病时，我们用分子对抗分子，比以往任何时候都更注重个性化医疗。

如果一切顺利，我们将会在 25 年后回顾这段痴呆仍旧意味着心智衰退无可避免的"黑暗岁月"。我们会讲述如何利用分子科学拯救成千上万的大脑，使其免于萎缩乃至死亡的故事——而这些大脑的主人也将与我们一起回忆这些故事。

致　谢

感谢阿梅莉亚·埃尔曼、拉塞尔·古德曼夫妇、劳伦·凯恩和她的母亲、迈克·贝洛斯和埃米·贝洛斯、乔·霍洛韦的妻子、莉萨·帕克和约翰尼·帕克，感谢他们愿意向我讲述自己的故事。他们中的大多数都向我敞开了家门，我会真切怀念租车前去拜访他们的情景。也感谢那些与我交谈过但不愿透露身份的患者。

衷心感谢我的经纪人史蒂夫·罗斯，他在写作和生活上都是极好的顾问。感谢艾布拉姆斯艺术家经纪公司的戴维·德雷尔和夏洛特·里德。感谢诺顿出版社的梅拉妮·托托罗里，她细心地把关了我的文字，周到地关照了我的心理。感谢极富远见卓识的陶琼，她总能在必要的时候将我拉回正确的写作方向。感谢文字编辑萨拉·约翰逊和后勤保障莫·克里斯特。

感谢琳达·普雷斯·伍尔夫和凯利写作之家写作小组的指导。前者读过本书的大部分初稿，并给出了真诚而富有同理心的反馈；后者眼光独到，做出了许多创造性的修改。同样感谢总是提出正确建议的萨姆·阿普尔和艾莉森·拉法夫。

感谢丹·克内和拉胡尔·科利邀请我到他们的实验室。他们都是杰出的研究员和了不起的人。

我在创作和完善本书医学脉络的过程中，有幸得到了同行们的帮助。他们从看诊和科研中抽出时间，确保了书中的内容更加清晰和准确。为此，我要感谢杰夫·阿吉雷、乔·伯杰、安让·查特吉、默里·格罗斯曼、迪娜·雅各布斯、弗朗西斯·詹森、贾森·卡拉威什、埃里克·兰开斯特、桑杰夫·瓦什纳维和戴维·沃尔克。他们教会了我如何成为一名更优秀的神经学家。

本书详细介绍了许多科学家的研究，他们的建议和论述令我受益匪浅。他们是：吉姆·古塞拉、诺伯特·赫希霍恩、肯尼斯·科西克、弗朗西斯科·洛佩拉、斯坦利·普鲁西纳和索尼娅·瓦尔拉布。感谢艾丽斯·韦克斯勒帮助我厘清她的家族故事。

感谢我的父母休·罗金和沃伦·曼宁，感谢他们的遗传基因和编辑工作。感谢我的公公马丁·佩斯金和婆婆琼·佩斯金，感谢他们以创纪录的速度阅读了本书的一稿、二稿、三稿，没有一句怨言。感谢阿尼亚·曼宁、伊利·莱曼和艾萨克·罗金，感谢他们专业的审校和多年的友谊，拥有这样的兄弟姐妹是我的幸运。感谢唐·普雷斯帮忙删除了我不了解的科学术语。感谢查尔斯·曼宁和丽塔·曼宁，我知道就算这本书在世界其他地方无人问津，他们也会把它放在自己的咖啡桌上。

我想对再三阅读本书手稿的杰里米说，谢谢你的乐观和信任。我想对开始写书时还未来到这世上的小洁和奥利弗说，你们是我们生命中最大的快乐，拥有你们就是拥有幸福。最后，我要对乌夫夫说，你是我认识的最好的倾听者。

术　语

　　氨基酸：构成蛋白质的基本单位，由氮原子、氧原子和氢原子按一定顺序排列组成。这种结构会形成不同的分支，也就是决定氨基酸具有哪一种化学性质的"侧链"。

　　抗体：免疫系统产生的一种蛋白质，有助于识别和消灭外来入侵者。抗体的主干与来自免疫系统的分子紧密相连，抗体的分支与目标之间的关系好比钥匙和锁。由于这种结构，抗体充当了入侵分子和免疫系统之间的物理链路。

　　抗氧化剂：一种使细胞不受危险形态的氧侵害的物质。

　　细胞：生命的最小单位，由黏稠的细胞质和包裹细胞质的薄膜构成。神经元是神经系统中一种重要的细胞类型。大脑由数十亿个细胞组成，每个细胞都由分子构成，每个分子都由原子构成。

　　染色体：环绕在支持性蛋白质周围的一长串 DNA。人类的 DNA 形成了 46 条染色体。

　　脱氧核糖核酸（DNA）：由核苷酸组成的"链状"分子，

包含决定遗传特征的遗传信息。

免疫系统：由器官、细胞和分子组成的复杂网络，经过数百万年的进化，能够使身体免受外来物质侵害。

分子：由两个及以上的原子通过化学作用结合而成。

神经元：接收、处理和传递信号的特殊细胞，通常远距离作业。神经元是神经系统的基本细胞。

神经递质：从神经末梢发出的一种分子，可被邻近的细胞感知，将信号传递给下一个细胞。

核苷酸：DNA 的组成部分，含有磷、氧、碳、氢原子。四种不同的核苷酸（缩写为 A、T、G、C）以长链的形式串联成 DNA。

蛋白质：由氨基酸串联而成并折叠为复杂三维形状的分子。蛋白质是人类细胞的主力军，负责执行维持我们生命的基本活动。

小分子：专门术语，指可以自主进出细胞的分子。

维生素：一种维持细胞正常代谢必不可少的分子，无法由身体产生，必须从饮食中获取。

注 释

2016 年，我决定撰写本书，那时我还是宾夕法尼亚大学的神经内科住院医生。同事们都找到了自己擅长的方向，我却像无头苍蝇一样摸不着北。我没有对神经学的哪一个领域特别感兴趣，但又担心自身的知识储备能否满足普通神经学实践的需要。

在一位导师的建议下，我列出了一张清单，上面写着我最想在诊所中遇到的疾病。"试着想象一下，当诊室的门打开，你希望看见谁坐在检查台上。"导师这样说。随着清单不断变长，我意识到我对那些因疾病而性情大变的患者产生了浓厚的兴趣。我记录的每一种疾病都可能改变患者的性格，所以医生不仅要处理和疾病有关的技术细节，还要关注身份丧失带来的社会影响。

这份清单与分子科学的联系也很明显。清单上列出的所有疾病，要么可以使用精准医疗进行医治，要么正在使用分子工具进行研究。治疗这些患者的神经学家必须同时处理个人与社会环境方面的宏观问题和涉及致病分子的微观问题。从对患者的整体治疗到对分子的细致评估，很少有医生能够理解这一细化的过程，但这已日益成为认知神经学的重要组成部分。

在撰写本书时，我希望能将疾病症状与致病分子相联系的过程展现在读者眼前。为此，2016—2021 年，我采访了患者、家属和主治医生。通过电话或电子邮件，我还很幸运地收到了书中写到的几乎所有在世科学家的反馈。为了保护患者的隐私，我在提及这些患者、家属和主治医生时使用了化名。至于其他方面，我保留了这些故事的所有细节，以便呈现患者在致命分子侵袭下的真实遭遇。

前 言

1. Suzana Herculano-Houzel, "The Remark-able, Yet Not Extraordinary, Human Brain as a Scaled-up Primate Brain and Its Associated Cost," *Proceedings of the National Academy of Sciences of the United States of America* 109, Supplement 1 (2012): 10661–68.

2. Francesco Gentile, Manola Moretti, Tania Limongi, Andrea Falqui, Giovanni Bertoni, Alice Scarpellini, Stefania Santoriello, Luca Maragliano, Remo Proietti Zaccaria, and Enzo di Fabrizio, "Direct Imaging of DNA Fibers: The Visage of Double Helix," *Nano Letters* 12 (2012): 6453–58.

3. Tania J. Lupoli, Tohru Taniguchi, Tsung– Shing Wang, Deborah L. Perlstein, Suzanne Walker, and Daniel E. Kahne, "Studying a Cell Division Amidase Using Defined Peptidoglycan Substrates," *Journal of the American Chemical Society* 131, no. 51 (2009): 18230–31.

4. Christine L. Hagan, Seokhee Kim, and Daniel Kahne, "Reconstitution of Outer Membrane Protein Assembly from Purified Components," *Science* 328, no. 5980 (2010): 890–92.

5. Shu-Sin Chng, Mingyu Xue, Ronald A. Garner, Hiroshi Kadokura, Dana Boyd, Jonathan Beckwith, and Daniel Kahne, "Disulfide Rearrangement Triggered by Translocon Assembly Controls Lipopolysaccharide Export," *Science* 337, no. 6102 (2012): 1665–68.

第一部分　DNA 突变体

1.　Sophie Juliane Veigl, Oren Harman, and Ehud Lamm, "Friedrich Miescher's Discovery in the Historiography of Genetics: From Contamination to Confusion, from Nuclein to DNA," *Journal of the History of Biology* 53, no. 3 (2020): 451–84.

2.　Friedrich Miescher, "Ueber die chemische Zusammensetzung der Eiterzellen," in *Medicinisch-chemische Untersuchungen*, ed. Felix Hoppe-Seyler (Berlin: Verlag von August Hirschwald, 1871), 441–60.

3.　Rene J. Dubos, *The Professor, the Institute, and DNA* (New York: Rockefeller University Press, 1976).

4.　Nicholas Russell, "Oswald Avery and the Origin of Molecular Biology," *British Journal for the History of Science* 21, no. 4 (1988): 393–400.

第一章　身体失控：亨廷顿病

1.　有关"阿梅莉亚·埃尔曼"及其家庭的信息都来自我对其进行的采访。

2.　Alice Wexler, *Mapping Fate: A Memoir of Family, Risk, and Genetic Research* (Berkeley: University of California Press, 1997).

3.　来自作者 2021 年 3 月 16 日对艾丽斯·韦克斯勒的采访。

4.　参见由 Albert and Mary Lasker Foundation 上传至 https://www.youtube.com/watch? v=oGXwYDrDJWY 的视频 "An Interview With Nancy Wexler: Chapter 2"。值得注意的是，南希·韦克斯勒回忆说，科学家预测这个项目将需要一百年的时间，但其妹妹艾丽斯·韦克斯勒审阅的会议记录显示，预期时间更接近一二十年。

5.　J. F. Gusella, N. S. Wexler, P. M. Conneally, S. L. Naylor, M. A. Anderson, R. E. Tanzi, P. C.Watkins, et al., "A Polymorphic DNA Marker Genetically Linked to Huntington's Disease," *Nature* 306, no. 5940 (1983): 234–38.

6.　Marcy E. MacDonald, Christine M. Ambrose, Mabel P. Duyao, Richard H. Myers, Carol Lin, Lakshmi Srinidhi, Glenn Barnes, et al., "A Novel Gene Containing a Trinucleotide Repeat That Is Expanded and Unstable on Huntington's Disease Chromosomes," *Cell* 72, no. 6 (1993): 971–983.

7.　D. Grady，"Haunted by a Gene," *New York Times*, March 10, 2020.

8.　关于早期临床试验，参见 Sarah Tabrizi, Blair Leavitt, Holly Kordasiewicz, Christian Czech, Eric Swayze, Daniel A. Norris, Tiffany Baumann, et al., "Effects of IONIS-HTTRx in Patients with Early Huntington's Disease, Results of the First HTT-Lowering

Drug Trial (CT.002)," *Neurology* 90, no. 15 Supplement (2018),https://n.neurology.org/content/90/15_Supplement/CT.002.

第二章 痴呆家族：阿尔茨海默病

1. 除非另有说明，否则我对"赫克托·蒙托亚"病例的叙述均来自 W. Cornejo, F. Lopera, C. Uribe, and M. Salinas, "Descripcion de una Familia con Demencia Presenil Tipo Alzheimer," *Acta Médica Colombiana* 12, no. 2 (1987), http://actamedicacolombiana.com/anexo/articulos/02–1987–03.pdf.

2. Alzheimer's Association, "2019 Alzheimer's Disease Facts and Figures," *Alzheimer's & Dementia: The Journal of the Alzheimer's Association* 15, no. 3 (2019): 321–87.

3. Lesley Stahl, "The Alzheimer's Laboratory," 60 Minutes, aired November 27, 2016, on CBS, https://www.cbsnews .com/news/60–minutes-alzheimers-disease-medellin-colombia-lesley-stahl/.

4. Gabriele Cipriani, Cristina Dolciotti, Lucia Picchi, and Ubaldo Bonuccelli, "Alzheimer and His Disease: A Brief History," *Neurological Sciences: Official Journal of the Italian Neurological Society and of the Italian Society of Clinical Neuro-physiology* 32, no. 2 (2011): 275–79.

5. K. Maurer, S. Volk, and H. Gerbaldo, "Auguste D and Alzheimer's Disease," *Lancet* 349, no. 9064 (1997): 1546–49.

6. Nadeem Toodayan, "Profes-sor Alois Alzheimer (1864–1915): Lest We Forget," *Journal of Clinical Neuroscience: Official Journal of the Neurosurgical Society of Australasia* 31 (2016): 47–55.

7. Toshiki Uchihara, "Silver Diagnosis in Neuropathology: Principles, Practice and Revised Interpretation," *Acta Neuropathologica* 113, no. 5 (2007): 483–99.

8. Rainulf A. Stelzma, H. Norman Schnitzlein, and F. Reed Murtagh, "An English Translation of Alzheimer's Paper, 'Uber eine eigenartige Erkankung Der Hirnrinde,'" *Clinical Anatomy* 8 (1995): 429–31.

9. 该教材出版于 1910 年。

10. Pam Belluck, "A Perplexing Case Puts a Doctor on the Trail of 'Madness,'" *New York Times,* June 2, 2010.

11. Kenneth Kosik, "The Fortune Teller," *The Sciences* 39, no. 4 (1999): 13–17.

12. 2021 年 3 月 11 日，肯尼斯·科西克博士向作者描述了这一场景。

13. Francisco Javier Lopera, Mauricio Arcos, Lucia Madrigal, Kenneth S. Kosik, William

Cornejo, and Jorge Ossa, "Demencia Tipo Alzheimer con Agregación Familiar en Antioquia, Colombia," *Acta Neurológica Colombiana* 10, no. 4 (1994): 173–87.

14. Alzheimer's Disease Collaborative Group, "The Structure of the Presenilin 1 (S182) Gene and Identification of Six Novel Mutations in Early Onset AD Families," *Nature Genetics* 11, no. 2 (1995): 219–22.

15. Maria Szaruga, Bogdan Munteanu, Sam Lismont, Sarah Veugelen, Katrien Horré, Marc Mercken, Takaomi C. Saido, et al., "Alzheimer's-Causing Mutations Shift A β Length by Destabilizing γ -Secretase-A β n Interactions," *Cell* 170, no. 3 (2017): 443–56.e14.

16. Genentech, "Studying Alzheimer's Disease in Colombia," accessed February 27, 2021, https:// www.gene.com/stories/our-families-are-waiting.

17. Pam Belluck, "Why Didn't She Get Alzheimer's? The Answer Could Hold a Key to Fighting the Disease," *New York Times*, November 4, 2019.

18. Joseph F. Arboleda-Velasquez, Francisco Lopera, Michael O'Hare, Santiago Delgado-Tirado, Claudia Marino, Natalia Chmielewska, Kahira L. Saez-Torres, et al., "Resistance to Autosomal Dominant Alzheimer's Disease in an APOE3 Christchurch Homozygote: A Case Report," *Nature Medicine* 25, no. 11 (2019): 1680–83.

19. Jennie Erin Smith, "In Life, She Defied Alzheimer's. In Death, Her Brain May Show How," *New York Times*, December 11, 2020.

第三章　性情大变：皮克病

1. 有关"丹尼·古德曼"及其家庭的所有信息都来自我对其家人的采访。有关其家族企业的背景资料来自公开发表的文章。

2. A. Kertesz and P. Kalvach, "Arnold Pick and German Neuropsychiatry in Prague," *Archives of Neurology* 53, no. 9 (1996): 935–38.

3. M. R. Brown, "Arnold Pick," in *The Founders of Neurology*, 2nd ed., ed. W. Haymaker and F. Schiller (Springfield, IL: Thomas, 1970), 358–62.

4. Dora Fuchs, "Arnold Pick," *Experimental Medicine and Surgery* 9, no. 1 (1957): 192–97.

5. Arnold Pick, "On the Symptomatology of Left-Sided Temporal Lobe Atrophy," *History of Psychiatry* 8, no. 29 (1997): 149–59.

6. Mario D. Garrett, "Developing a Modern Mythology for Alzheimer's Disease," *Archives in Neurology & Neuroscience* 4, no. 1 (2019): 1–11.

7. Andrew Kertesz,"Frontotemporal Dementia/Pick's Disease," *Archives of Neurology* 61, no. 6 (2004): 969–71.

8. 皮克的一名学生奥托·西蒂希博士继承了他的衣钵，在 20 年里发表了大量关于神经系统的文章，直到 1944 年在奥斯维辛集中营被杀害。另一名学生欧文·赫希成为一名精神病学家，并在第二次世界大战开始时逃往以色列。

9. 额颞叶痴呆的遗传情况更加复杂。20% 的病例可追溯到目前已知的少数致病基因，但 80% 的病例仍未确定遗传原因。假设基因疾病的范围一端是由单个基因引起的疾病，另一端是罕见的由一个特定基因引起的疾病，那么亨廷顿病和阿尔茨海默病各自占据一端。额颞叶痴呆则介于两者之间。

10. A. Tibben, R. Timman, E. C. Bannink, and H. J. Duivenvoorden, "Three-Year Follow-Up after Presymptomatic Testing for Huntington's Disease in Tested Individuals and Partners," *Health Psychology: Official Journal of the Division of Health Psychology, American Psychological Association* 16, no. 1 (1997): 20–35.

第二部分　叛逆蛋白质

1. Jamie Wisniak, "Antoine François de Fourcroy," *Revista CENIC Ciencias Quimicas* 36, no. 1 (2005): 54–62.

2. Arthur C. Aufderheide, *The Scientific Study of Mummies* (Cambridge: Cambridge University Press, 2002).

3. Frederic L. Holmes, "Elementary Analysis and the Origins of Physiological Chemistry," *Isis* 54, no. 1 (1963): 50–81.

4. J. R. Partington, "Fourcroy. Vauquelin. Chaptal," in *A History of Chemistry* (London: Macmillan Education UK, 1962), 535–66.

5. Elizaveta Guseva, Ronald N. Zuckermann, and Ken A. Dill, "Foldamer Hypothesis for the Growth and Sequence Differentiation of Prebiotic Polymers," *Proceedings of the National Academy of Sciences of the United States of America* 114, no. 36 (2017): E7460–68.

6. Charles Tanford and Jacqueline A. Reynolds, *Nature's Robots: A History of Proteins* (New York: Oxford University Press, 2004).

7. Ron Milo and Rob Phillips, *Cell Biology by the Numbers* (New York: Garland Science, 2015), 128–31.

第四章　末日丧尸：当抗体攻击大脑

1. 除非另有说明，否则有关"劳伦·凯恩"及其家庭的所有信息都来自我对其本人、其母亲、为其进行治疗的医疗保健专业人员的采访，以及我在做神经内科住院医生时的亲身经历。

2. "劳伦"和她的母亲慷慨地把这段录音分享给了我，并同意我在书中再现。

3. V. H. Maddox, E. F. Godefroi, and R. F. Parcell, "The Synthesis of Phencyclidine and Other 1– Arylcyclohexylamines," *Journal of Medicinal Chemistry* 8, no. 2 (1965): 230–35.

4. G. Chen, C. R. Ensor, D. Russell, and B. Bohner, "The Pharmacology of 1–(1–Phenylcyclohexyl) Piperidine-HCl," *Journal of Pharmacology and Experimental Therapeutics* 127 (1959): 241–50.

5. M. Johnstone and V. Evans, "Sernyl (Cl–395) in Clinical Anaesthesia," *British Journal of Anaesthesia* 31 (1959): 433–39.

6. B. S. Nicholas Denomme, "The Domino Effect: Ed Domino's Early Studies of Psychoactive Drugs," *Journal of Psychoactive Drugs* 50, no. 4 (2018): 298–305.

7. J. W. Newcomer, N. B. Far– ber, and J. W. Olney, "NMDA Receptor Function, Memory, and Brain Aging," *Dialogues in Clinical Neuroscience* 2, no. 3 (2000): 219–32.

8. 通道打开时，钠、钾和钙都会从中经过，但由钙介导的作用最为重要。

9. Lucila Kargieman, Noemi Santana, Gua– dalupe Mengod, Pau Celada, and Francesc Artigas, "Antipsychotic Drugs Reverse the Disruption in Prefrontal Cortex Function Produced by NMDA Receptor Blockade with Phencyclidine," *Proceedings of the National Academy of Sciences of the United States of America* 104, no. 37 (2007): 14843–48.

10. Marc Lewis, *Memoirs of an Addicted Brain: A Neuroscientist Examines His Former Life on Drugs* (New York: Public Affairs, 2013).

11. L. J. Fanning, A. M. Connor, and G. E. Wu, "Development of the Immunoglobulin Repertoire," *Clinical Immunology and Immunopathology* 79, no. 1 (1996): 1–14.

12. 劳伦恢复得异常迅速。通常情况下，就算对症治疗，患者也需要数周甚至数月才能完全恢复意识，因为制造有害抗体的细胞仍在体内循环。由于在发病早期接受治疗的患者往往恢复得更快，所以劳伦的快速好转很可能归功于她母亲的坚持。

13. Hideto Nakajima, Kiichi Unoda, and Makoto Hara, "Severe Relapse of Anti-NMDA Receptor Encephalitis 5 Years after Initial Symptom Onset," *eNeurologicalSci* 16 (2019): 100199.

第五章　威猛先生：丧失感知的神经递质

1. 除非另有说明，否则有关"迈克·贝洛斯"的所有信息都来自我对他和"埃米·霍姆斯"的采访。

2. W. H. Mcmenemey, "Santiago Ramón y Cajal (1852–1934)," *Proceedings of the Royal Society of Medicine* 46, no. 3(1953): 173–77.

3. Gordon M. Shepherd, "The Neuron Doctrine," *Foundations of the Neuron Doctrine*, 2015.

4. R. Yuste, "The Discovery of Dendritic Spines by Cajal," *Frontiers in Neuroanatomy* 9, no.18 (2015).

5. C. G. Goetz, "Minds Behind the Brain: A History of Brain Pioneers and Their Discoveries," *JAMA: The Journal of the American Medical Association* 284, no. 8 (2000).

6. An Mccoy and Sy Tan, "Otto Loewi (1873–1961): Dreamer and Nobel Laureate," *Singapore Medical Journal* 55, no. 01 (2014).

7. Elliot S. Valenstein, "The Discovery of Chemical Neurotransmitters," *Brain and Cognition* 49 (2002): 73–95.

第六章　致命笑容：库鲁病与朊病毒

1. Vincent Zigas, *Laughing Death: The Untold Story of Kuru* (New York: Humana Press, 1990).

2. 转引自 Zigas, *Laughing Death: The Untold Story of Kuru*。

3. A. Jakob, "Über eigenartige erkrankungen des zentralnervensystems mit bemerkenswertem anatomischen befunde (Spastische pseudosklerose—encephalomyclopathie mit disseminirrten degenerationsherden)," *Zeitschrift für die gesamte Neurologie und Psychiatrie* 64 (1921): 147–228.

4. F. Katscher, "It's Jakob's Disease, Not Creutzfeldt's," *Nature* 393, no. 6680 (1998): 11; and Michael Illert and Mathias Schmidt, "Hans Gerhard Creutzfeldt (1885–1964) in the Third Reich: A Reevaluation," *Neurology* 95, no. 2 (2020): 72–76.

5. W. J. Hadlow, "Scrapie and Kuru," *Lancet* (1959): 289–90.

6. D. C. Gajdusek, "Vincent Zigas 1920–1983," *Neurology* 33, no. 9 (1983): 1199.

7. P. Brown, P. P. Liberski, A. Wolff, and D. C. Gajdusek, "Resistance of Scrapie Infectivity to Steam Autoclaving after Formaldehyde Fixation and Limited Survival after Ashing at 360 Degrees C: Practical and Theoretical Implications," *Journal of Infectious Diseases* 161, no. 3 (1990): 467–72.

8. S. B. Prusiner, *Madness and Memory: The Discovery of Prions—A New Biological Principle of Disease* (New Haven, CT: Yale University Press, 2016).

9. S. B. Prusiner, "Novel Proteinaceous Infectious Particles Cause Scrapie," *Science* 216,

no. 4542 (1982): 136–44.

10. R. A. Maddox, M. K. Person, J. E. Blevins, J. Y. Abrams, B. S. Appleby, L. B. Schonberger, and E. D. Belay, "Prion Disease Incidence in the United States: 2003–2015," *Neurology* 94, no. 2 (2019): e153–e157.

11. K. M. Pan, M. Baldwin, J. Nguyen, M. Gasset, A. Serban, D. Groth, I. Mehlhorn, et al., "Conversion of Alpha-Helices into Beta-Sheets Features in the Formation of the Scrapie Prion Proteins," *Proceedings of the National Academy of Sciences of the United States of America* 90, no. 23 (1993): 10962–66.

12. Jay Ingram, *Fatal Flaws: How a Misfolded Protein Baffled Scientists and Changed the Way We Look at the Brain* (New Haven, CT: Yale University Press, 2013).

13. E. V. Minikel, H. T. Zhao, J. Le, J. O'Moore, R. Pitstick, S. Graffam, and G. A. Carlson, "Prion Protein Lowering Is a Disease-Modifying Therapy across Prion Disease Stages, Strains and Endpoints," *Nucleic Acids Research* 48, no. 19 (2020): 10615–31.

14. Joel C. Watts and Stanley B. Prusiner, "B-Amyloid Prions and the Pathobiology of Alzheimer's Disease," *Cold Spring Harbor Perspectives in Medicine* 8, no. 5 (2018): a023507.

15. Alison Abbott, "Transmissible' Alzheimer's Theory Gains Traction," *Nature*, December 13, 2018, https:// doi.org/10.1038/d41586–018–07735–w.

第三部分　大脑的入侵体和逃逸体

1. Charles Tanford and Jacqueline A. Reynolds, *Nature's Robots: A History of Proteins* (New York: Oxford University Press, 2004).

2. Kenneth J. Carpenter, "A Short History of Nutritional Science: Part 1 (1785–1885)," *Journal of Nutrition* 133 (2003): 638–645.

3. Paul Griminger, "Casimir Funk," *Journal of Nutrition* 102, no. 9 (1972): 1105–13.

4. K. Hardy, "Paleomedicine and the Evolutionary Context of Medicinal Plant Use," *Revista Brasileira de Farmacognosia* 31 (2020), https://doi.org/10.1007/s43450–020–00107–4.

5. Cyril P. Bryan, trans., *The Papyrus Ebers* (New York: D. Appleton, 1931).

6. Alan Wayne Jones, "Early Drug Discovery and the Rise of Pharmaceutical Chemistry," *Drug Testing and Analysis* 3, no. 6 (2011): 337–44.

7. National Center for Health Statistics, *National Health and Nutrition Examination Survey* (2018), table 38.

8. Shelly L. Gray, Melissa L. Anderson, Sascha Dublin, Joseph T. Hanlon, Rebecca

Hubbard, Rod Walker, Onchee Yu, Paul K. Crane, and Eric B. Larson, "Cumulative Use of Strong Anticholinergics and Incident Dementia: A Prospective Cohort Study," *JAMA Internal Medicine* 175, no. 3 (2015): 401–7.

第七章　双面林肯：汞中毒

1.　Herbert Mitgang, "The Law; Lincoln as Lawyer: Transcript Tells Murder Story," *New York Times*, February 10, 1989, https://www.nytimes.com/1989/02/10/nyregion/the-law-lincoln-as-lawyer-transcript-tells-murder-story.html.

2.　Gary Ecelbarger, *The Great Comeback: How Abraham Lincoln Beat the Odds to Win the 1860 Republican Nomination* (New York: Thomas Dunne Books, 2008).

3.　Michael Burlingame, *The Inner World of Abraham Lincoln* (Urbana-Champaign: University of Illinois Press, 1997).

4.　Ward Hill Lamon, *Recollections of Abraham Lincoln, 1847–1865*, ed. Dorothy Lamon Teillard (Lincoln: University of Nebraska Press, 1994).

5.　N. Hirschhorn, R. G. Feldman, and I. A. Greaves, "Abraham Lincoln's Blue Pills: Did Our 16th President Suffer from Mercury Poisoning?," *Perspectives in Biology and Medicine* 44, no. 3 (2001): 315–32.

6.　Gore Vidal, *Lincoln: A Novel* (New York: Random House, 1984).

7.　Lydia Kang and Nate Pedersen, *Quackery: A Brief History of the Worst Ways to Cure Everything* (New York: Workman Publishing, 2017).

8.　Marissa Fessenden, "How to Reconstruct Lewis and Clark's Journey: Follow the Mercury-Laden Latrine Pits," *Smithsonian*, September 8, 2015; and Montana Fish, Wildlife and Parks, "Trav– elers' Rest State Park," accessed February 28, 2021, https://fwp.mt .gov/stateparks/travelers-rest/.

9.　Robin A. Bernhoft, "Mercury Toxicity and Treatment: A Review of the Literature," *Journal of Environmental and Public Health* (2012): 460508.

10.　David R. Wallace, Elizabeth Lienemann, and Amber N. Hood, "Clinical Aspects of Mercury Toxicity," in *Clinical Neurotoxicology*, ed. Michael Dobbs (Philadelphia: Elsevier's Health Science, 2009), 251–58.

11.　Coral Sanfeliu, Jordi Sebastia, Rosa Cristofol, and Eduardo Rodriquez-Farre, "Neurotoxicity of Organomercurial Compounds," *Neurotoxicity Research* 5, no. 4 (2003): 283–306.

12.　J. Warkany and D. M. Hubbard, "Adverse Mercurial Reactions in the Form of Acrodynia and Related Conditions," *A.M.A. American Journal of Diseases of Children* 81, no. 3 (1951): 335–73.

13. R. E. Bluhm, R. G. Bobbitt, L. W. Welch, A. J. Wood, J. F. Bonfiglio, C. Sarzen, A. J. Heath, and R. A. Branch, "Elemental Mercury Vapour Toxicity, Treatment, and Prognosis after Acute, Intensive Exposure in Chloralkali Plant Workers. Part I: History, Neuropsychological Findings and Chelator Effects," *Human & Experimental Toxicology* 11, no. 3 (1992): 201–10; and *Olin Corporation v. Yeargin Incorporated*, 146 F.3d 398 (6th Cir. 1998), Findlaw. com, accessed February 28, 2021, https://caselaw.findlaw.com/us-6th-circuit/1455092.html.

14. D. D. Gummin, J. B. Mowry, M. C. Beuhler, D. A. Spyker, D. E. Brooks, K. W. Dibert, L. J. Rivers, N. P. T. Pham, PROPERTY OF and M. L. Ryan, "2019 Annual Report of the American Association of Poison Control Centers' National Poison Data System (NPDS): 37th Annual Report," *Clinical Toxicology* 58, no. 12 (2020): 1360–1541,https://doi.org/10.1080/15563650.2020.1834219.

15. U.S. Environmental Protection Agency, "How People Are Exposed to Mercury,"accessed April 5, 2021,https:// www.epa.gov/mercury/how-people-are-exposed-mercury.

16. Kate Haddock, *Mystery Files: Abraham Lincoln*, video, 24 min., 2010.

17. 来自诺伯特·赫希霍恩博士 2019 年 7 月 15 日发给作者的邮件。

第八章 诚实的说谎者：维生素缺乏症

1. 除非另有说明，否则有关"莉萨·帕克"的所有信息都来自我对她和她丈夫的采访。

2. S. Katzenelbogen, "Sergei Sergeivich Korsakov (1853–1900)," in *The Founders of Neurology; One Hundred and Thirty-Three Biographical Sketches,* ed. Webb Haymaker (Springfield, IL: Charles C Thomas, 1902), 311–14.

3. Alla Vein, "Sergey Sergeevich Korsakov (1854–1900)," *Journal of Neurology* 256, no. 10 (2009): 1782–83.

4. 这里使用的是化名，患者的真实姓名尚未公开。

5. S. S. Korsakoff, "Medico-Psychological Study of a Memory Disorder," *Consciousness and Cognition* 5, no. 1/2 (1996): 2–21.

6. N. J. Arts, S. J. Walvoort, and R. P. Kessels, "Korsakoff's Syndrome: A Critical Review," *Neuropsychiatric Disease and Treatment* 13 (2017): 2875–90.

7. "Christiaan Eijkman—Nobel Lecture: Antineuritic Vitamin and Beriberi," NobelPrize.org,

accessed February 28, 2021,https://www.nobelprize.org/prizes/medicine/1929/ eijkman/ lecture/.

8. K. Pietrzak, "Christiaan Eijkman (1856–1930)," *Journal of Neurology* 266, no. 11 (2019): 2893–95.

9. C. Eijkman, *Polyneuritis in Chickens, or the Origins of Vitamin Research,* trans. D. G. van der Heij (Basel: Hoffman-la Roche, 1990).

10. B. C. P Jansen and W. F. Donath, "On the Isolation of the Anti-Beri-Beri Vitamin," *Proceedings of the Royal Academy Amsterdam* 29 (1926).

11. Lawrence J. Machlin, introduction to *Beyond Deficiency: New Views on the Function and Health Effects of Vitamins,* Annals of the New York Academy of Sciences 669 (1992).

12. Peter R. Martin, Charles K. Singleton, and Susanne Hiller-Sturmhofel, "The Role of Thiamine Deficiency in Alcoholic Brain Disease," *Alcohol Research & Health* 27, no. 2 (2003): 134–42.

13. M. D. Kopelman, "Frontal Dysfunction and Memory Deficits in the Alcoholic Korsakoff Syndrome and Alzheimer-type Dementia." *Brain: A Journal of Neurology* 114 (Pt 1A, 1991), 117–37.

14. Alan S. Hazell, "Astrocytes Are a Major Target in Thiamine Deficiency and Wernicke's Encephalopathy," *Neurochemistry International* 55, no. 1–3 (2009): 129–35.

第九章 "污秽派对"：糙皮病

1. *What Are Pellagra and Pellagrous Insanity? Does Such a Disease Exist in South Carolina, and What Are Its Causes? An Inquiry and a Preliminary Report to the South Carolina State Board of Health*, December 30, 1907.

2. Alan M. Kraut, *Goldberger's War: The Life and Work of a Public Health Crusader* (New York: Hill & Wang, 2003).

3. Louis W. Sambon, "Remarks on the Geographical Distribution and Etiology of Pellagra," *British Medical Journal* 2, no. 2341 (1905): 1272–74.

4. *Annual Report of the Trade and Commerce of Chicago for the Year Ended December 31, 1909.*

5. Joseph Goldberger, "The Etiology of Pellagra: The Significance of Certain Epidemiological Observations with Respect Thereto," *Public Health Reports* 29, no. 26 (1914): 1683–86.

6. Joseph Goldberger, C. H. Waring, and David G. Willets, "The Prevention of Pellagra:

A Test of Diet among Institutional Inmates," *Public Health Reports* 30, no. 43 (1915): 3117–31.

7.   "The Reported Conquest of Pellagra," *Baltimore Sun*, November 3, 1915.

8.   参见玛丽·法勒·戈德伯格 1955 年 10 月 20 日在圣路易斯举行的第 38 届美国饮食协会年会上发表的《忆约瑟夫·戈德伯格博士》。

9.   Elizabeth W. Etheridge, *The Butterfly Caste: A Social History of Pellagra in the South* (Westport, CT: Praeger, 1972).

10. Joseph Goldberger, "The Transmissibility of Pellagra: Experimental Attempts at Transmission to the Human Subject," *Public Health Reports* 31, no. 46 (1916): 3159–73.

11. Joseph Goldberger, G. A. Wheeler, R. D. Lillie, and L. M. Rogers, "A Study of the Blacktongue-Preventive Action of 16 Foodstuffs, with Special Reference to the Identity of Black– tongue of Dogs and Pellagra of Man," *Public Health Reports* 43, no. 23 (1928): 1385–1454.

12. R. H. Burris, C. R. Baumann, and Van R. Potter, "Conrad Arnold Elvehjem: 1901–1962," *National Academy of Sciences* (1990).

13. C. J. Koehn Jr. and Conrad Elvehjem, "Further Studies on the Concentration of the Antipellagra Factor," *Journal of Biological Chemistry* 18, no. 3 (1937): 693–99.

14. C. A. Elvehjem, Robert J. Madden, F. M. Strong, and D. W. Woolley, "The Isolation and Identification of the Anti-Black Tongue Factor," *Journal of the American Chemical Society* 59 (1937).

15. Lee Russell McDowell, "Niacin," in *Vitamins in Animal and Human Nutrition* (Ames: Iowa State University Press, 2008), 347–83.

16. Peter Belenky, Katrina L. Bogan, and Charles Brenner, "NAD+ Metabolism in Health and Disease," *Trends in Biochemical Sciences* 32, no. 1 (2006): 12–19.

17. Eric Verdin, "NAD+ in Aging, Metabolism, and Neurodegeneration," *Science* 350, no. 6265 (2015): 1208–13.

18. David T. Smith, "Pellagra Successfully Treated with Nicotinic Acid: A Case Report," *Journal of the American Medical Association* 109, no. 25 (1937): 2054.

19. Etheridge, *The Butterfly Caste*.

20. "Superflour," *New York Times*, January 12, 1941, E8.

21. "Niacin and Nicotinic Acid," *JAMA: The Journal of the American Medical Association* 118, no. 10 (1942): 823.

结　语

1. Julie van der Zee, Ilse Gijselinck, Lubina Dillen, Tim Van Langenhove, Jessie Theuns, Sebastiaan Engelborghs, Stephanie Philtjens, et al., "A Pan-European Study of the C9orf72 Repeat Associated with FTLD: Geographic Prevalence, Genomic Instability, and Intermediate Repeats," *Human Mutation* (2012).

2. "Biogen-C9 Phase I Clinical Trial," University of Miami ALS Center, accessed February 28, 2021,https://www.miami-als.org/study/biogen-c9–phase-i–clinical-trial/.

3. Karen Clay, Ethan Schmick, and Werner Troesken, *The Rise and Fall of Pellagra in the American South* (Cambridge,MA: National Bureau of Economic Research, 2017).

4. World Health Organization and Alzheimer's Disease International, Dementia: *A Public Health Priority* (Geneva: WHO, 2012).